EXPOSITION INTERNATIONALE D'HYGIÈNE SOCIALE

DE

ROME

1912

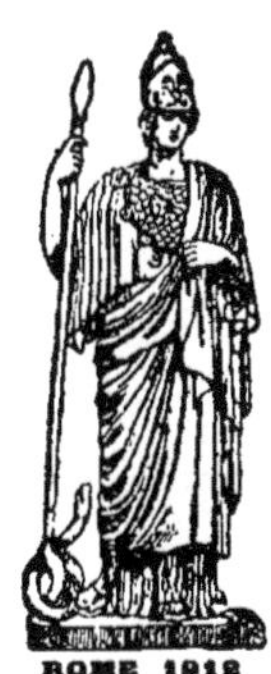

ROME

1912

Section Française Industrielle

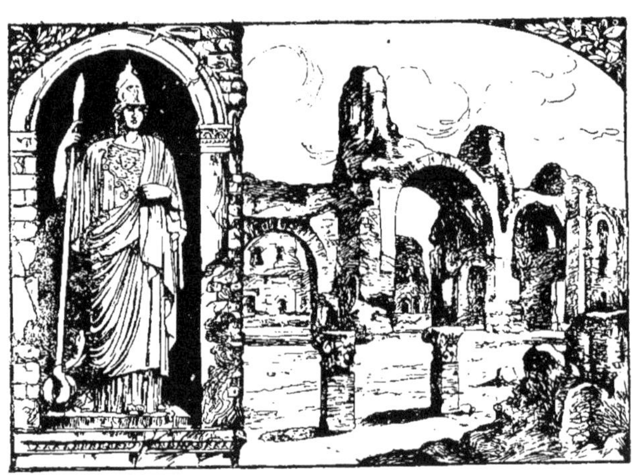

EXPOSITION INTERNATIONALE D'HYGIÈNE SOCIALE

DE

ROME

1912

RAPPORT GÉNÉRAL

PAR

R. DELAUNAY

ANCIEN DÉPUTÉ DU LOIRET

DIRECTEUR DES ÉTABLISSEMENTS BYLA, CONSEILLER DU COMMERCE EXTÉRIEUR DE LA FRANCE

PRÉSIDENT DU GROUPE VII DE L'EXPOSITION D'HYGIÈNE DE ROME

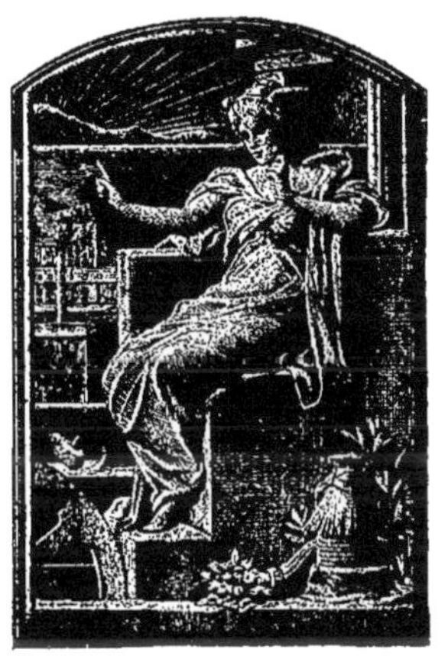

PARIS

COMITÉ FRANÇAIS DES EXPOSITIONS A L'ÉTRANGER

Bourse de Commerce : Annexe — 42, Rue du Louvre

1913

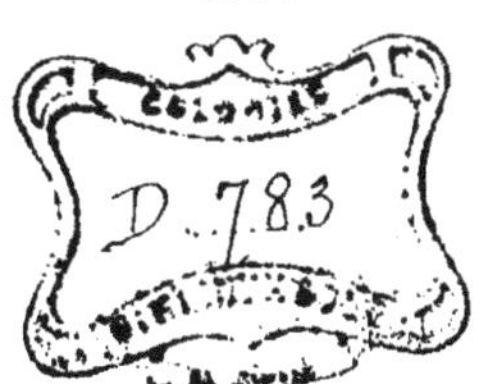

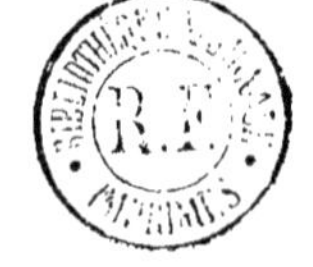

Annexée et sous les auspices du Congrès International contre la Tuberculose

EXPOSITION INTERNATIONALE D'HYGIÈNE SOCIALE

SOUS LE HAUT PATRONAGE DE S. M. LA REINE HÉLÈNE

Avec l'appui du Gouvernement Italien, de la Province, de la commune de Rome

et sous la Présidence de M. le Professeur GUIDO BACCELLI

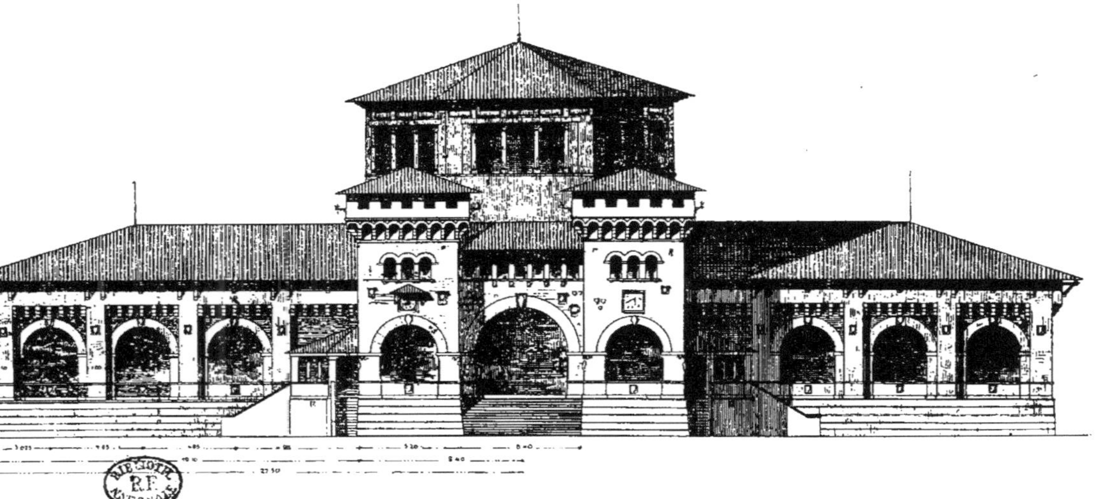

Palais de la Section Française Industrielle et des Sections Étrangères

COMITÉ FRANÇAIS DES EXPOSITIONS

A L'ÉTRANGER

(Reconnu d'utilité publique par Décret du 12 Juin 1901)

Réunion des Jurys et Comités des Expositions Universelles

(Fusionnés par Décret du 4 Mai 1903)

PRÉSIDENTS D'HONNEUR

(Anciens Ministres du Commerce.)

LOURTIES (V.), Sénateur.

LEBON (A.), ✻, ancien Député.

MARTY, ancien Député.

SIEGFRIED, O. ✻, Député.

MESUREUR, ancien Député.

BOUCHER (Henri), Sénateur.

DELOMBRE (P.), C. ✻, anc. Député.

MILLERAND (A.), Député, ancien Ministre de la Guerre.

TROUILLOT (G.), Sénateur.

DUBIEF (F.), ancien Député.

DOUMERGUE (G.), Sénateur.

CRUPPI (Jean), ✻, Député, ancien Ministre de la Justice.

DUPUY (Jean), Sénateur, Ministre des Travaux publics.

MASSÉ (Alfred), Vice-Président de la Chambre des Députés.

COUYBA (Maurice), Sénateur.

PICARD (A.), G.C. ✻, Commissaire Général de l'Exposition Universelle de 1900, ancien Ministre de la Marine.

DERVILLÉ (S.), G. O. ✻, Directeur Général adjoint de l'Exploitation de l'Exposition Universelle de 1900; Commissaire Général de l'Exposition Internationale de Turin 1911.

MEMBRES D'HONNEUR

PREVET (Ch.), O. ✻, ancien Sénateur, Commissaire Général du Gouvernement français à l'Exposition de Barcelone, 1888.

KRANTZ (C.), O. ✻, ancien Député, Commissaire Général du Gouvernement français à l'Exposition de Chicago, 1893.

MONTHIERS (M.), C. ✻, Commissaire Général du Gouvernement français à l'Exposition de Bruxelles, 1897.

MUZET (A.), O. ✻, ancien Député, Commissaire Général de la Section française à l'Exposition d'Anvers, 1894.

MEMBRES D'HONNEUR *(Suite)*

VIGER (A.), ✻, I. ✿, C. ✿, Sénateur, Président du Comité agricole et horticole français des Expositions Internationales, Président de la Section française de l'Exposition de l'Alcool à Vienne 1904 et de l'Exposition hispano-française de Saragosse, 1908.

LAGRAVE (Michel), O. ✻, Commissaire Général de l'Exposition de Saint-Louis, 1904, Inspecteur Général honoraire de l'Enseignement technique.

GÉRALD (Géo), ✻, Député, Commissaire Général adjoint de l'Exposition de Saint-Louis, 1904.

SAINT-GERMAIN, I. ✿, ✿, Sénateur, Président du Comité national des Expositions coloniales.

CHAPSAL (Fernand), G. O. ✻, Commissaire Général de l'Exposition Internationale de Liége 1905, et de l'Exposition internationale de Bruxelles, 1910.

JOZON (Marcel), C. ✻, Commissaire Général de l'Exposition Internationale de Milan, 1906.

RONSSIN (Adolphe-Ernest), O. ✻, Commissaire Général adjoint de l'Exposition Internationale de Milan, 1906.

BONNAT (Léon), G. C. ✻, Président du Comité permanent des Expositions françaises des Beaux-Arts à l'étranger.

MÉRILLON (Daniel), G. O. ✻, Président du Comité des Sports de France aux Expositions à l'étranger.

BAUDOUIN-BUGNET, O. ✻, Directeur des Contributions directes, Délégué du Ministère du Commerce et de l'Industrie à l'Exposition hispano-française de Saragosse, 1908.

BOUVARD (J.), G. O. ✻, I. ✿, C. ✿, Directeur honoraire des Services d'Architecture, Promenades et Plantations de la Ville de Paris, Président de la Section française aux Expositions Internationales de Buenos-Aires, 1910.

Vice-Présidents honoraires :

FAURÉ LE PAGE, O. ✻; BELLAN (Léopold), C. ✻, I. ✿; HETZEL (Jules), O. ✻, I. ✿.

Secrétaire honoraire : LAMAILLE (Georges), ✻, ✿.

Membres honoraires : HÉNON (Henri), O. ✻; LOREAU (Alfred), ✻, ✿, ✿; PERDOUX (Léon), O. ✻; TURPIN (Henri), O. ✻.

Bureau du Comité et Conseil de Direction

DU COMITÉ FRANÇAIS DES EXPOSITIONS A L'ÉTRANGER

Président :

DUPONT (ÉMILE), O. ✻, I. ✿, Sénateur.

Vice-Présidents :

PINARD (A.), C. ✻.
MAGUIN (A.), C. ✻, C. ♁.
MANAUT (Frédéric), ✻, ✿, Député.
NICLAUSSE (Jules), O. ✻, I. ✿.

Secrétaire Général :

SANDOZ (G.-Roger), O. ✻, I. ✿.

Trésorier :

KESTER (Gustave), C. ✻, ✿, ♁.

Secrétaires :

BOURGEOIS (Paul), ✻, ✿, ♁.
JEANSELME (Charles), O. ✻.
BOUILHET (André), ✻, ✿, ♁.
HARANT (Louis), O. ✻, I. ✿.

Secrétaire-Archiviste : HOLLANDE (Jean), O. ♁.

MEMBRES DU CONSEIL DE DIRECTION

LEGRAND (Charles), C. ✻, I. ✿, Président de la Commission de Propagande.

LAYUS (L.), C. ✻, I. ✿, O. ♁, Président de la Commission d'Initiative et d'Enquête.

PELLERIN DE LATOUCHE (DE), O. ✻, Président de la Commission des Fêtes et Réceptions.

HETZEL (Jules), O. ✻, I. ✿, Président de la Commission des Comptes et Publications.

AMSON (Georges), O. ✻.

ARBEL (Pierre), O. ✻, ✿, ♁.

BARBIER (Léon), O. ✻, Sénateur.

BELLAN (Léopold), C. ✻, I. ✿, O. ♁.

DAVID-MENNET (Arthur), O. ✻, ✿.

DONCKÈLE (Georges), C. ✻, I. ✿.

FAURE (Jean), O. ✻.

FERDINAND-DREYFUS, O. ✻, ♁, Sénateur.

JOURDAIN (Frantz), O. ✻, ✿, ♁.

LIGNON (Achille), ✻.

MASCURAUD (Alfred), O. ✻, I. ✿, Sénateur.

MENIER (Gaston), O. ✻, Sénateur.

PLACIDE-PELTEREAU, O, ✻.

RIVES (Gustave), C. ✻, I. ✿, C. ♁.

ROUSSELOT, ✿.

SAINT-GERMAIN (Marcel), I. ✿, ♁, Sénateur.

SARTIAUX (Eugène), O. ✻.

VIGER (Albert), ✻, I. ✿, C. ♁, Sénateur.

COMMISSION DE CONTRÔLE

GALLAND (Alexandre), ✻, ✿, O. ⚜. | MOUILBAU (Jean), O. ✻, I. ✿, ⚜.

WALTER (Léon), ✻, ⚜.

Bibliothécaire :

DREYFUS-BING (P.), O. ✻, I. ✿, ⚜.

Bibliothécaire-adjoint :

CLARETIE (Léo), O. ✻, I. ✿.

Chef des Services techniques :

MONTARNAL (Joseph DE), ✻, ✿.

Chef des Services extérieurs :

CÈRE (Émile), O. ✻, I. ✿.

Secrétaire administratif :

BREVANS (E. DE), ✻, I. ✿, O. ⚜,

Sous-Chef :

BAYLE (Paul), ✿.

CONSIDÉRATIONS GÉNÉRALES

Chargé par nos collègues du Comité Français des Expositions à l'étranger d'établir le rapport de notre participation à l'Exposition internationale d'Hygiène sociale de Rome, nous nous acquitterons aussi succinctement que possible de notre mission.

Il serait, à notre avis, déplacé de grossir ce rapport de considérations générales étrangères à son objet, malgré tout l'intérêt de celles-ci.

L'Exposition de Turin, qui précédait de quelques mois seulement cette Exposition d'Hygiène, a fourni aux rapporteurs d'alors l'occasion d'établir abondamment et judicieusement la nature et l'importance des échanges entre la France et l'Italie. Négligeant de reprendre ces développements toujours séduisants, nous avons cru aussi ne pas devoir, dans des chapitres particuliers, marquer une fois de plus les améliorations, les progrès réalisés dans la présentation, dans l'obtention même des produits exposés, ni entreprendre l'étude critique des instruments ou des appareils spéciaux, dont nous avons pu admirer à Rome les modèles si remarquables.

Nos exposants de Rome étaient pour la plupart ceux que nous avions précédemment jugés à Turin, et nous avons encore, pour nous livrer à un travail qui subirait mal la comparaison, trop présents à la mémoire les très remarquables rapports qui ont développé magistralement des aperçus d'ensemble et dans lesquels ont été appréciées et jugées dans le détail l'activité et la séduisante originalité de nos commerçants nationaux.

Mais si, volontairement, nous limitons nos appréciations, nous ne pouvons cependant moins faire que de constater avec une vive satisfaction le grand succès, à Rome comme ailleurs, de nos exposants.

Les vitrines de la section française, coquettement aménagées et disposées habilement sous la surveillance de notre compatriote GIRARD, ont attiré et charmé de nombreux visiteurs; nous avons la conviction que les exposants ont dû retirer de leur effort tout le profit désirable.

Au début de notre mission, nous manquerions à nos devoirs de courtoisie si nous ne reconnaissions pas le souci du Comité Italien à nous aplanir les multiples difficultés de l'installation.

Dans les circonstances particulièrement troublées que nous avons vécues à cette époque, heurts et difficultés de minime importance auraient perdu facilement leur caractère anodin sans l'esprit résolument cordial de nos collègues du Comité Italien.

Cette cordialité d'accueil et de relations a fait se nouer, avec quelques-uns d'entre nous, des liens d'amitié qui ne sont pas près de disparaître.

Nous devons aussi reconnaître en toute gratitude que le Comité français des Expositions à l'étranger, sous la présidence éminente et dévouée de M. le Sénateur ÉMILE DUPONT; que le Comité de Patronage, sous l'active et habile impulsion de M. le Docteur BEURNIER, ont assuré notre succès dans la mesure de leur possible, ne nous marchandant ni leur sollicitude éclairée ni l'appui de leur influence.

Et ce nous est aussi un devoir particulièrement agréable de saluer, en la personne de notre ambassadeur à Rome, M. BARRÈRE, un de nos plus éminents et de nos plus précieux protecteurs. M. BARRÈRE a bien voulu donner à la section française une marque de particulière sympathie en ouvrant personnellement son exposition. Qu'il reçoive ici l'expression renouvelée de nos remerciements reconnaissants.

ORGANISATION

Annexée au Congrès international contre la Tuberculose, l'Exposition internationale d'Hygiène sociale fut placée sous le haut patronage de Sa Majesté la Reine HÉLÈNE et reçut l'appui du Gouvernement italien, de la province et de la commune de Rome.

Le Comité d'honneur italien était présidé par Son Excellence le duc Leone Caetani, député, et le Comité exécutif par Son Excellence le professeur GUIDO BACCELLI.

M. le Consul d'Italie à Paris, après avoir offert à M. le Docteur BEURNIER la présidence de la section française, invita tous les membres de notre Comité à se grouper et à provoquer une manifestation digne de la France.

M. le Docteur Louis BEURNIER, acceptant la mission qui lui était offerte, adressa alors au Commerce français, susceptible de participer à cette Exposition, l'appel suivant :

MONSIEUR,

Le *Congrès International pour la lutte contre la Tuberculose*, qui devait avoir lieu à Rome en septembre 1911, est reporté en avril 1912.

Sous le Haut Patronage de S. M. la Reine Hélène, avec l'appui du Gouvernement Italien de la Province, de la Commune de Rome, ainsi que le concours des Hautes Personnalités du Parlement, de la Finance et de la Presse, et annexée au Congrès, aura lieu une *Exposition Internationale d'Hygiène Sociale*.

M. le Professeur Landouzy, Doyen de la Faculté de Médecine, a accepté officiellement la Présidence de la Section Française Scientifique, pour la Tuberculose et l'Hygiène Sociale.

Chargé de présider à l'organisation de la *Section Française Industrielle*, j'ai l'honneur de vous informer que, par l'intérêt qu'offre l'exportation des produits français en Italie et par le nombre des exposants déjà inscrits, notre Section promet une large participation des produits de notre Pays.

C'est pour cette raison que je vous adresse un pressant appel, qui, je l'espère, sera bien accueilli.

Veuillez agréer, Monsieur, l'assurance de mes sentiments les plus distingués.

Le Président,
Dr LOUIS BEURNIER.

Le patronage du Comité français des Expositions à l'étranger fut alors donné à cette tentative, dont le succès était ainsi assuré. En quelques jours, comité de patronage et bureaux de groupe furent constitués comme il suit :

COMITÉ D'ORGANISATION

Président . . . . M. le Dr BEURNIER, chirurgien chef de service à l'hôpital Saint-Louis, secrétaire de la Société nationale de chirurgie, membre de la Commission permanente des eaux minérales au Ministère de l'Intérieur.

Vice-présidents . . . . . M. A. CORBEIL, ingénieur sanitaire, président du groupe de l'hygiène et des eaux minérales et stations climatériques de France à l'Exposition de Bruxelles 1910. — M. A. Plisson. — M. Marcel Trèves.

Secrétaire général . . . . M. le Dr GUILLET, médecin du Ministère de l'Intérieur.

Secrétaire général adjoint. M. le Dr O' FOLLOWELL.

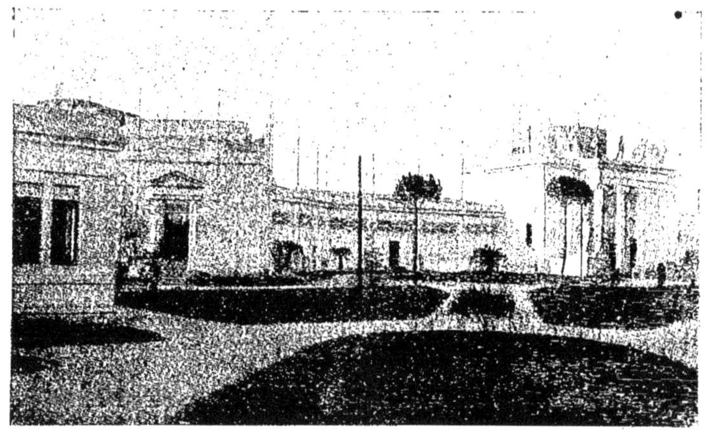

Jardins et Entrée principale de l'Exposition

PRÉSIDENTS DES GROUPES ET BUREAUX

GROUPE I. — Chirurgie générale.

Président . . . . M. BRETON, président de la Chambre syndicale des appareils et instruments de l'art médical, 41, rue de Rivoli, à Paris.

GROUPE II. — Asepsie.

Président . . . . M. le Dr BOMBARD, à Solesmes (Nord).

GROUPE III. — Antisepsie.

Président . . . . M. le Dr CHEVRIER, 21, rue du Faubourg-Montmartre, à Paris.

GROUPE IV. — Hygiène alimentaire.

Présidents	MM. MEUNIER frères, rue Fazilleau, à Levallois (Seine).

GROUPE V. — Eaux minérales et stations climatiques.

Président d'honneur . . .	M. le Dr CARRON DE LA CARRIÈRE, Président de la Société d'hydrologie, 2, rue de Lincoln, à Paris.
Président.	M. VOILLAUME, ancien élève de l'École polytechnique, administrateur-délégué des eaux de la Bourboule, secrétaire de l'Union des établissements thermaux, 29, rue Drouot, à Paris.
Vice-président.	M. FÈRE, administrateur-délégué de la Compagnie fermière de Vichy, président de la Chambre syndicale des eaux minérales.
Secrétaire.	M. le Dr GARDETTE, directeur de la *Gazette des eaux*.
Trésorier	M. LAPIERRE, administrateur-délégué de la Compagnie du Mont-Dore.
Membres	MM. le Dr DURAND-FARDEL, de Vichy; le Dr MEILLON, de Cauterets; le Dr MATTON, de Salies-de-Béarn; DORVAULT, administrateur-délégué des Eaux de Vals; M. BERNARD, administrateur-délégué des Eaux d'Évian.

GROUPE VI. — Pharmacie.

Président d'honneur . . .	M. ASTIER, sénateur.
Vice-présidents d'honneur.	M. Charles BUCHET, directeur de la Pharmacie Centrale de France, 21, rue des Nonnains-d'Hyères, à Paris; M. le Dr LEPRINCE, conseiller du commerce extérieur de la France, 62, rue de la Tour, à Paris.

Président . . . . M. Léon COMAR, 20, rue des Fossés-Saint-Jacques, à Paris.

Vice-président. . . . . . M. ROGIER, 19, avenue de Villiers, à Paris.

Secrétaire général . . . . M. FAMEL, 86, rue de la Réunion, à Paris.

GROUPE VII. — Hydrothérapie.

Président . . . . M. CORBEIL, 24, avenue d'Eylau, à Paris.

GROUPE VIII. — Droguerie.

Président . . . . M. DELAUNAY, ancien député, administrateur des Établissements Byla, à Gentilly (Seine).

GROUPE IX. — Constructions hygiéniques.

Président . . . . M. REY, architecte, 119, rue de la Faisanderie, à Paris.

GROUPE X. — Produits exportables aux colonies.

Président . . . . M. ROBIN, 125, avenue des Champs-Élysées, à Paris.

GROUPE XI. — Sauvetage.

Président . . . . M. le Dr GRUNBERG, médecin du Chemin de fer Métropolitain, 5, boulevard de Clichy, à Paris.

GROUPE XII. — Cueillettes.

Président . . . . M. DABAT, conseiller d'État, directeur général des eaux et forêts au Ministère de l'Agriculture.

Vice-président. . . . . . M. Ch. COUTURIEUX, chimiste, 71, avenue d'Antin, à Paris.

Secrétaire. . . . . M. P. RACAGEL, à la direction des eaux et forêts au Ministère de l'Agriculture.

GROUPE XIII. — Matériel sanitaire.

Président . . . . M. GONIN, 60, rue Saussure, à Paris.

GROUPE XIV. — Campements et boîtes de secours.

Président . . . . M. le Dr MOUGIN, 25, boulevard Beaumarchais, à Paris.

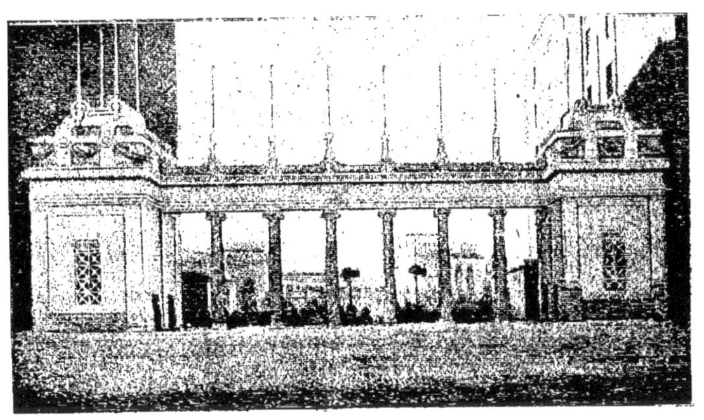

Entrée extérieure de l'Exposition

GROUPE XV. — Photographie.

Président . . . . M. INFROY, 167, boulevard Saint-Germain, à Paris.

GROUPE XVI. — Instruments de précision.

Président . . . . M. BOULITTE, 7, rue Linné, à Paris.

GROUPE XVII. — Orthopédie.

Président . . . . M. WICKHAM, 15, rue de la Banque, à Paris.

2

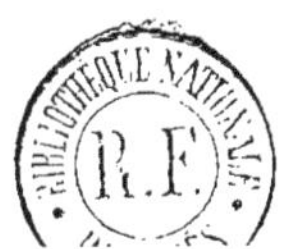

GROUPE XVIII. — Odontologie.

Président . . . . M. le Dr GODON, directeur de l'École dentaire, 40, rue Vignon, à Paris.

GROUPE XIX. — Pansements.

Président . . . . M. ASTRUC, directeur de la Fabrique internationale d'objets de pansements, à Montpellier (Hérault).

GROUPE XX. — Ameublements hygiéniques.

Président . . . . M. HUYGE fils, dit Ponthieu, à Lille (Nord).

GROUPE XXI. — Diabétique.

Président . . . . M. le Dr PERRIER, 71, boulevard Malesherbes, à Paris.

GROUPE XXII. — Ophtalmologie.

Président . . . . M. le Dr TERRIEN, rue Pierre-Charron, à Paris.

GROUPE XXIII. — Radiologie, physiothérapie.

Président . . . . M. le Dr GASTOU, 12, rue Darcet, à Paris.

GROUPE XXIV. — Assistance, économie sociale, bibliothèque et presse scientifique.

Président . . . . M. le Dr GUILLET, 8, rue de Douai, à Paris.

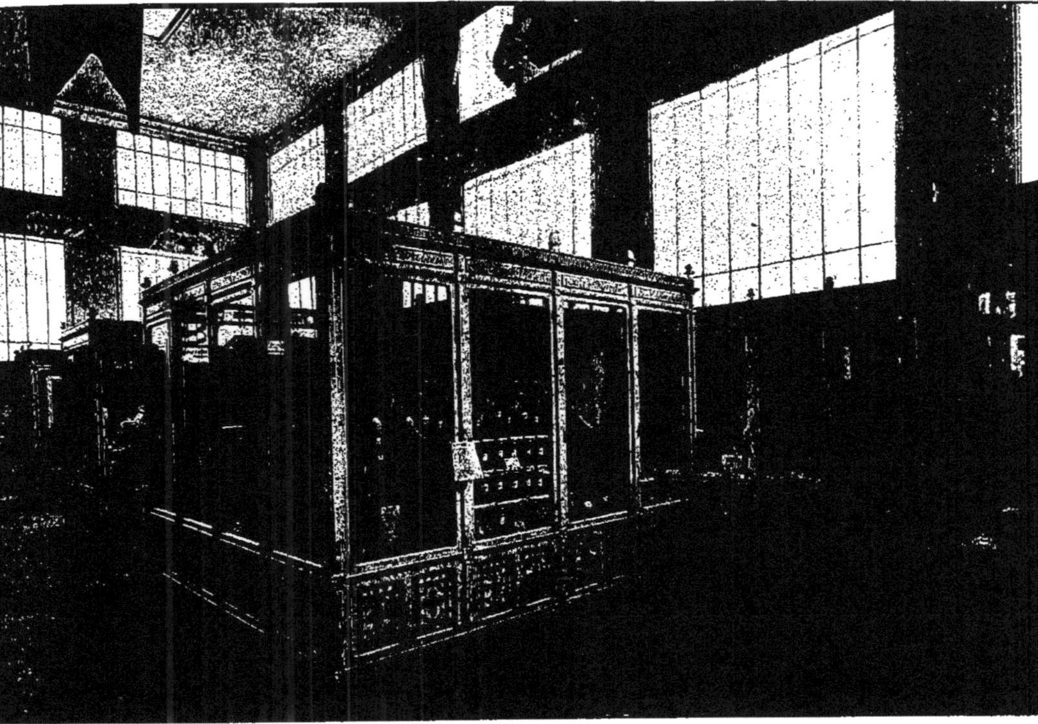

Vue des installations de la Section française industrielle.

DISCOURS INAUGURAL

DE

S. E. LE PROF. GUIDO BACCELLI

Sire, gracieuse Reine,

Une Exposition internationale d'hygiène ayant été annoncée pour les fêtes du Cinquantenaire, sous votre patronage, Sire, et sous celui de notre gracieuse Reine, les nations sœurs mirent un retard involontaire dans l'envoi de leur contribution, qui certainement arrivera sous peu.

En attendant, on voulut éviter tout retard pour l'inauguration de nos études et l'exposition de nos produits, tant il est démontré comment et combien l'Italie a accompli de progrès dans la médecine par ses œuvres merveilleuses et déjà connues des savants de chaque pays.

Non seulement la morbidité indigène, mais encore l'étude inlassable des maladies exotiques constituent une partie intégrante de la clinique médicale de Rome.

Cependant une réflexion surgit, éclatante, dans l'esprit de chacun : tandis que l'Italie s'enorgueillit à Rome du résultat de ses travaux scientifiques dans la lutte suprême de la préservation de la santé et de la vie humaine, sur la terre d'Afrique, nos soldats, les armes à la main, s'offrent en holocauste à la Patrie dans la glorieuse prodigalité de leurs jeunes existences.

Ainsi, d'une part, la science et les armes; de l'autre, la vie et la mort.

C'est une stupéfiante antithèse de voir que la jeune Italie, par ses conceptions fortes et poursuivies sans relâche, s'élève et provoque l'admiration de tous les peuples du monde, et passe imperturbable sans se laisser détourner par les basses jalousies de certains peuples étrangers.

Si, d'un côté, la science de la santé et de la vie, et de l'autre la science dans les combats pouvaient se donner la main, la résultante de ces deux forces serait la gloire; et vous, Sire, qui régnez aujourd'hui sur l'Italie, vaillant champion de la liberté, vous pouvez vous proclamer le plus heureux des rois.

INAUGURATION DE L'EXPOSITION

LE 15 AVRIL 1912[1]

L'exposition groupa plus de trois cents exposants. Ouverte le 15 avril 1912, elle ne fut fermée qu'au début du mois de juillet.

La Section française couvrait à elle seule une superficie plus grande que toutes les expositions étrangères réunies, l'Italie exceptée, bien entendu. Ici encore, notre pays a triomphé par le nombre des exposants et la qualité des produits exposés.

L'inauguration de la section industrielle française eut lieu le 15 avril 1912.

Pour marquer d'une façon plus brillante la participation de la France à l'Exposition d'hygiène de Rome, le Comité d'organisation avait convié à l'inauguration de la Section française industrielle M. Barrère, ambassadeur de la République française près le Quirinal. Avec sa bonne grâce accoutumée, notre ambassadeur accepta cette invitation, et la cérémonie eut lieu à 5 heures au milieu d'une affluence considérable; toute la société aristocratique de Rome était présente.

Le Dr Beurnier, chirurgien de l'hôpital Saint-Louis, président du Comité d'organisation de la Section française, retenu à Paris par une grave maladie d'un des siens, avait exprimé tous ses regrets et chargé M. Delaunay, ancien député, administrateur des établissements Byla, de le représenter.

Reçu à la porte de l'Exposition par les membres du Comité d'organisation présents à Rome, par les exposants et par le Comité italien, notre ambassadeur fut guidé dans sa visite par M. Delaunay et par

1. Nous empruntons ce compte rendu au *Bulletin officiel du Comité français des Expositions à l'étranger.*

M. ROGIER, vice-président de la section de Pharmacie. A leurs côtés, se trouvaient M. le commandeur RAVICINI, vice-président du Comité italien; M. ALDEGA, secrétaire; le commandeur FIORE, M. DELLA VALLE, député, président du Conseil des hôpitaux de Naples; M. CERVELLI, médecin de la Chambre des députés; le commandeur GENNARI; le Dr STEINER; MM. SOGNER, de l'Institut international d'agriculture; le professeur Alfonso NEUSCHULER; M. REY, président de la section des Constructions hygiéniques; M. CASTELLI, inspecteur de la Compagnie des eaux minérales de Vichy; M. le professeur LANDOUZY, doyen de la Faculté de médecine de Paris, l'un des présidents du Congrès de la tuberculose; MM. GUIEU et LAPEYRE, représentants des principales maisons françaises en Italie; MM. GIRARD et SAULNIER, organisateurs de la section française industrielle à Rome; beaucoup de congressistes, les représentants de la presse française et de la presse italienne, etc.

Notre ambassadeur, accompagné des autorités, parcourut toute l'exposition, examinant longuement les nombreuses vitrines, disposées avec beaucoup de goût, manifestant le plus vif intérêt, et ne ménageant pas ses compliments aux exposants pour leurs grands efforts. MM. DELAUNAY et ROGIER donnaient, avec un chaleureux empressement, tous les renseignements concernant la personnalité des exposants, et la nature des produits. L'ambassadeur exprima à plusieurs reprises toute sa satisfaction de sa visite au pavillon industriel français, l'un des plus intéressants de l'Exposition internationale, tant par ses nombreux exposants que par l'importance des produits, et par l'élégance vraiment française de son arrangement et de sa présentation.

Enfin, le cortège arriva devant le buffet préparé par les soins du Comité organisateur français. Au champagne, M. DELAUNAY, excusant l'absence bien involontaire du Dr Beurnier, prend en son nom la parole.

Il remercie en termes chaleureux M. l'ambassadeur BARRÈRE de son aimable présence et de son précieux concours, et souligne la signification de la venue de cette haute personnalité apportant à des industriels et à des commerçants son appui moral et effectif.

Il fait ressortir avec une délicate évidence la signification de notre participation à l'Exposition de Rome. Il dit combien tous ceux qui aiment l'Italie se réjouissent de l'œuvre patiente et attentive de notre ambassadeur, et il se félicite d'avoir eu à lui présenter la Section industrielle française.

« Cette section, dit-il, si brillamment installée, reçoit aujourd'hui un réconfort dont elle est fière. Poètes, artistes, viennent chercher en Italie des leçons de beauté. Commerçants et industriels, groupés aujourd'hui sous les couleurs italiennes, viennent lutter pacifiquement pour le progrès humain, et l'accueil qu'ils reçoivent les séduit.

« En Italie, et particulièrement à Rome, les Français se sentent chez eux. Et comment en serait-il autrement? Les mêmes liens n'unissent-ils pas, en effet, les deux grandes nations? Liens de race, liens de sang, liens d'histoire, liens d'éducation et de sentiment, tout porte les deux nations à l'affection, à une véritable fraternité. »

Puis, l'orateur salue la présence de M. Landouzy, présence qui signifie l'union intime de la science avec l'industrie. Il fait remonter à la Maison de Savoie les hommages de nos exposants ; saluant les personnalités italiennes présentes, il lève son verre en l'honneur des souverains italiens, symbole des plus hautes vertus civiques, ainsi qu'en l'honneur de M. Barrère, l'éminent soutien des relations cordiales entre les deux pays, interprète aussi des sentiments du peuple français. Puis il termine son brillant discours en criant en italien : « *Viva la Francia! Viva l'Italia!* », attention délicate qui valut à l'orateur les applaudissements enthousiastes de l'assistance.

M. Barrère, en quelques mots empreints de la plus exquise distinction, répond aux souhaits de bienvenue, assurant que les instants passés au milieu des industriels français venus à Rome apporter des preuves de la perfection de leurs méthodes et de leurs produits lui sont un agréable repos dans ses occupations. Il a saisi avec empressement cette occasion d'affirmer que, parmi les préoccupations du Gouvernement français, se place, au premier rang, le soin de favoriser à l'extérieur le développement de notre industrie nationale, et il ne doute pas que les qualités de nos produits ne soient prisées comme elles le méritent. Le goût exquis, l'art même qui président à l'installation de la Section industrielle française permettent à nos commerçants d'espérer une fructueuse moisson.

Ses efforts personnels tendront, comme par le passé, à créer et à maintenir une atmosphère d'affection et de confiance réciproque entre les deux nations pour assurer le développement des relations qui engendrent la commune prospérité. Il remercie les exposants et le Comité d'organisation de leur aimable réception et lève son verre à la prospérité et aux succès de l'industrie française en Italie.

Le Dr Cervelli tient à répondre aux paroles des deux orateurs précédents, qui sont allées au cœur des Italiens présents à cette cérémonie. Il tient à affirmer l'estime profonde du monde intellectuel italien pour M. Barrère, et la sympathie ressentie par tous les penseurs de l'Italie pour l'œuvre à laquelle il a donné toute son énergie. Il se porte, lui aussi, garant des sentiments d'affection fraternelle du peuple italien pour le peuple français, et se réjouit des manifestations comme celle d'aujourd'hui, d'où sortirait, si c'était possible, un peu plus de

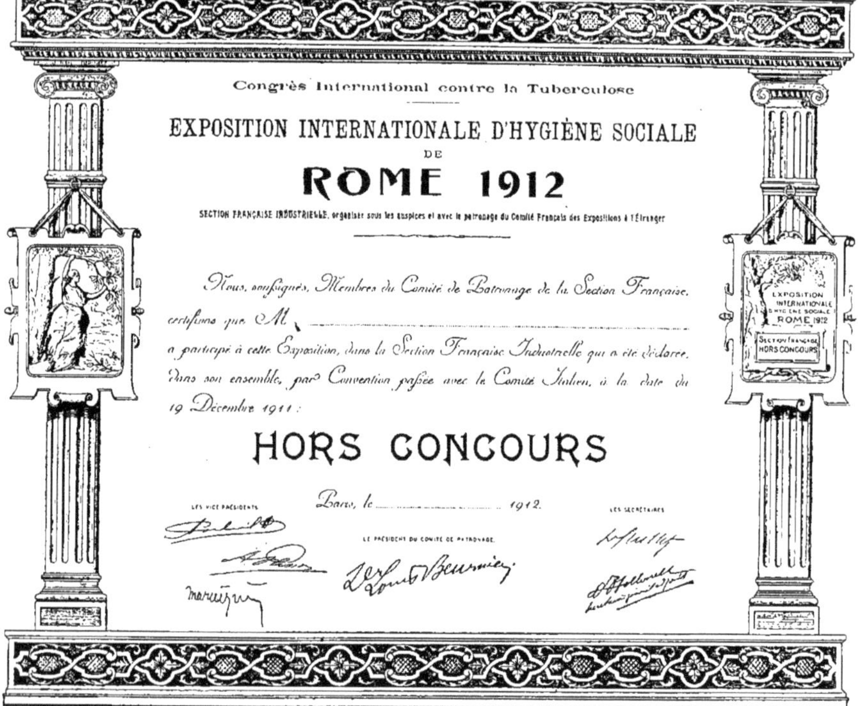

Congrès International contre la Tuberculose

EXPOSITION INTERNATIONALE D'HYGIÈNE SOCIALE
DE
ROME 1912

SECTION FRANÇAISE INDUSTRIELLE, organisée sous les auspices et avec le patronage du Comité Français des Expositions à l'Étranger

Nous, soussignés, Membres du Comité de Patronage de la Section Française, certifions que M. ______
a participé à cette Exposition, dans la Section Française Industrielle qui a été déclarée, dans son ensemble, par Convention passée avec le Comité Italien, à la date du 19 Décembre 1911 :

HORS CONCOURS

Paris, le ______ 1912.

LES VICE-PRÉSIDENTS — LE PRÉSIDENT DU COMITÉ DE PATRONAGE — LES SECRÉTAIRES

confiante amitié. Lui aussi applaudit aux efforts de la France pour apporter à l'Italie un peu de ses richesses économiques, et il salue notre pays, auquel il souhaite grandeur et prospérité.

La cérémonie prend fin avec le départ de notre ambassadeur, que l'assemblée acclame chaleureusement quand il prend congé d'elle.

Un brillant banquet eut lieu le lendemain. A son issue, le Comité d'organisation de la Section française envoya un télégramme de sympathie au Dr Santoliquido, député au Parlement italien, directeur général de la santé publique d'Italie, qui, en ce moment à Paris, avait exprimé tous ses regrets de ne pouvoir assister à cette fête, et dont la sympathie pour le succès de notre exposition s'était maintes fois manifestée.

Le Dr SANTOLIQUIDO, ami personnel de notre président, le Dr BEURNIER, répondit de suite de Paris par le télégramme suivant :

Comité français de l'Exposition d'hygiène sociale. Rome.

Je vous adresse plus cordiaux remerciements pour gracieux télégramme de sympathie que vous m'avez adressé à l'issue du banquet qui a réuni Comité français et Comité exécutif de l'Exposition. J'ai constaté avec la plus vive satisfaction les sentiments qui ont fait fraterniser en cette circonstance le Comité italien et le Comité français dans une même pensée d'union en faveur du développement de l'hygiène sociale.

SANTOLIQUIDO.

Une des conditions acceptées par le Comité italien était que l'ensemble de la Section française serait considéré comme hors concours; aussi le Comité français des Expositions à l'étranger, désireux de commémorer cette participation, a-t-il fait graver tout spécialement, et décerner à chacun des exposants le diplôme dont modèle ci-contre.

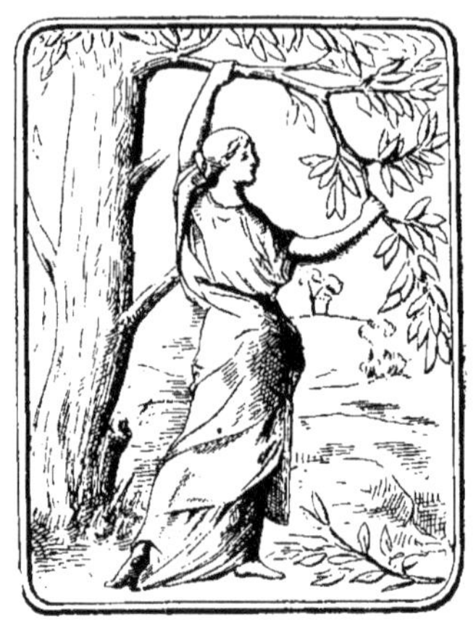

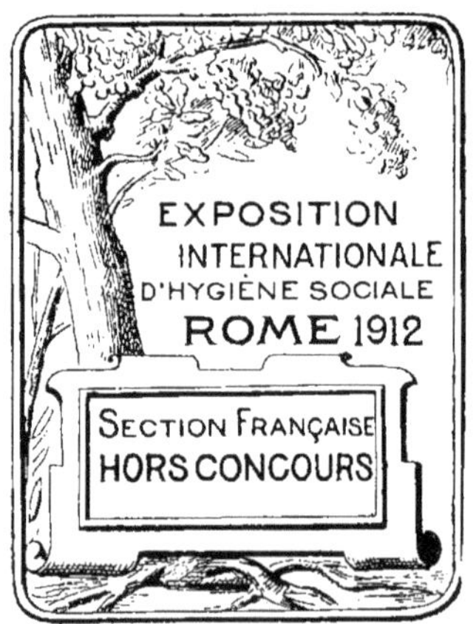

Plaquette de la Section française industrielle

NOTICES

SUR LES MAISONS FRANÇAISES

AYANT PARTICIPÉ

A L'EXPOSITION D'HYGIÈNE DE ROME

GROUPE I

CHIRURGIE GÉNÉRALE

Docteur CATHELIN

21, rue Pierre-Charron, Paris

Produits exposés : Instruments de chirurgie, livres de médecine, plan de l'hôpital d'urologie.

Maison DRAPIER et FILS

ANDRÉ VAN STEENBRUGGHE et LÉON BRETON, Succ^rs

41, rue de Rivoli — 7, boulevard Sébastopol
et 17, avenue de l'Opéra

Fondée en 1829; est réputée pour le fini d'exécution de ses instruments et appareils, pour leur qualité irréprochable et leur application parfaite.

Elle fabrique tous les instruments et appareils de l'art médical et chirurgical, pouvant ainsi faire face à tous les besoins des médecins et des malades.

Depuis un demi-siècle surtout, son développement, ses progrès ont été constants; aussi a-t-elle, dans les grandes Expositions, obtenu successivement les plus hautes récompenses.

Tant comme applicateurs qu'ouvriers et ouvrières, cette maison occupe une soixantaine de personnes.

A Rome, elle exposait son dernier modèle de table d'opérations permettant de prendre toutes les positions par une manœuvre des plus simples et un choix de ses fins instruments de chirurgie.

L'un de ses directeurs, M. Léon Breton, était président du Groupe I (*Chirurgie générale*).

Docteur ANDRÉ FASQUELLE

DIRECTEUR DE L'INSTITUT DE VACCINE ANIMALE

8, rue Ballu, Paris

L'Institut de vaccine animale de Paris fondé par E. Chambon (1864) a été ensuite dirigé par Chambon et le Dr Saint-Yves Ménard, vétérinaire, professeur d'hygiène à l'École des Arts et Manufactures, membre de l'Académie de médecine. Il est actuellement dirigé par le Dr André Fasquelle, élève de l'Institut Pasteur.

C'est un Institut libre dû à l'initiative privée. Il comptera bientôt cinquante années d'existence. Il fut créé sous l'inspiration des Viennois qui avaient démontré au Congrès médical de Lyon (1864) que la syphilis pouvait se transmettre par la vaccination humaine. Il fut organisé d'après les procédés de vaccination animale employés à Naples depuis 1804, successivement par Troja, Galbiate et Negri, les seuls qui, jusqu'à cette époque, avaient compris l'utilité de la méthode de vaccination animale.

L'Institut de vaccine animale a servi de modèle à la plupart de ceux qui se sont fondés dans la suite et il fut le point de départ de la réforme qui dans tous les pays a substitué la méthode de vaccination animale à celle de la vaccination humaine.

Il a obtenu le grand prix à Bruxelles, en 1910, ainsi qu'aux Expositions de Turin et Tunis 1911.

Docteur LEMASSON-DELALANDE

132, boulevard Haussmann, Paris

Produits exposés : Sondes œsophagiennes.

A. PLISSON

68, rue J.-J.-Rousseau, Paris

M. A. Plisson, propriétaire directeur de l'ancienne maison Delamotte fondée en 1789, exposait des instruments de chirurgie en gomme et en caoutchouc moulé pur para réellement inaltérables et stérilisables par tous les nouveaux procédés. Constamment au courant des progrès les plus récents de la science, et des désirs des docteurs et chirurgiens, M. A. Plisson n'a cessé de perfectionner la fabrication des instruments et de créer des séries de modèles actuellement en usage dans tous les pays. Fournisseur, au choix par marchés et non par adjudications, de la plupart des ministères et des grosses Compagnies de chemins de fer et de navigation, il a été nommé, après de longs essais et de minutieux examens de ses instruments par une commission composée de docteurs et d'experts, fournisseur titulaire de l'Assistance Publique et des Hôpitaux de Paris. Après avoir remporté aux Expositions Universelles de nombreux grands prix, il a été plusieurs fois membre du jury, hors concours, et désigné comme rapporteur du jury.

PUNIET

179, rue du Faubourg-Saint-Honoré, Paris

Produits exposés : Instruments de chirurgie.

N. ROUPPERT

9, rue de l'École-de-Médecine, Paris

M. Rouppert est le successeur de la maison Tramond ; il exposait différentes préparations anatomiques du plus haut intérêt, notamment :

1° La *Collection Coprologique* du Dr René Gaultier, composée de 10 moulages représentant des garde-robes de nourrissons, correspondant aux types normaux ou pathologiques les plus communs. Ces moulages sont présentés dans un cadre vitré et chacun d'eux est accompagné d'une étiquette relatant : sa provenance, le nombre de garde-robes par 24 heures, leur couleur, leur quantité, leur aspect et consistance, leur odeur, leur réaction, leur analyse microscopique, chimique et bactériologique ; et enfin les quelques indications d'hygiène diététique que leur constatation doit suggérer.

L'exactitude de ces moulages permet facilement d'en reconnaître l'origine.

Cette collection est utilisée avec avantage dans les cliniques infantiles, dans les maternités, les crèches, les gouttes de lait, etc.

2° La collection de pièces normales et pathologiques *sur l'Alcoolisme,* composée de 10 pièces exécutées à la demande de la Ligue Nationale contre l'alcoolisme, et d'un grand nombre de membres de l'enseignement, sous la haute direction des principaux maîtres ayant une compétence particulière dans cette question : MM. les Drs LANCEREAUX, LETULLE, TRIBOULET, etc.

Ces modèles comparatifs représentent les organes sains et les organes altérés par l'intoxication alcoolique :

Cerveau sain et cerveau alcoolique (méningite alcoolique);

Cœur sain et cœur alcoolique (surcharge adipeuse alcoolique);

Estomac sain et estomac alcoolique (ulcérations, taches blanches, pigmentation);

Foie sain et trois foies alcooliques : *a*) cirrhose alcoolique, *b*) stéatose alcoolique, *c*) stéatose alcoolique du buveur de vulnéraire et vin.

3° Quelques pièces *sur la Vaccine* :

a) Son cours normal depuis l'inoculation jusqu'à la cicatrisation;

b) Quelques moulages typiques représentant une *Variole confluente*; les *pustules de Vaccin* sur la main et l'avant-bras d'un boucher ayant dépecé une génisse servant à la production du vaccin, etc.

4° *Tuberculose humaine.* — Deux pièces moulées sur nature représentant l'une les poumons sains et l'autre les poumons parsemés de tubercules.

5° Collection de pièces pathologiques sur les différentes *maladies des animaux servant à l'alimentation*, exécutée à la demande du Musée d'Hygiène de la Ville de Paris, et sous la haute direction de MM. les médecins-vétérinaires des Abattoirs de Paris. Leur but est d'attirer l'attention du public sur les dangers graves à consommer de telles viandes.

a) Fièvre aphteuse sur une langue et un pied de bœuf.

b) Actinomycose bovine en trois pièces.

c) Tuberculose bovine en cinq pièces.

d) Tuberculose porcine (lésions de la rate).

e) Ladrerie du porc (deux pièces).

Cette collection sera complétée dans le plus bref délai par une série de pièces sur d'autres maladies contagieuses du gros bétail, des porcs, des volailles, des poissons.

SOCIÉTÉ FRANÇAISE DES TISSUS TETRA

12, rue du Hanovre, Paris

Cette Société exposait des articles pour la médecine et la chirurgie, notamment des bandes et compresses en gaze « Tétra ».

Ces bandes et compresses sont confectionnées avec des gazes très hydrophiles; elles sont constituées par la superposition de plusieurs couches de gaze, qui sont tissées en même temps et sont réunies à leurs bords en un tissu unique au moyen d'un tissage spécial. Cette fabrication supprime donc pour les compresses tout ourlet, toute manipulation et toutes effilochures. On ne saurait assez insister sur ces trois points, qui sont trois griefs souvent reprochés à la gaze jusqu'ici employée pour les pansements.

M. Marius Trèves, qui est administrateur délégué de la Société, était vice-président de la Section française.

GROUPE II

ASEPSIE

Docteur BOMBART

A Solesmes (Nord)

Le Dr Bombart occupe dans ses usines de Solesmes (Pansements-Ouaterie de l'Abbaye) 75 ouvriers et ouvrières.

Il fabrique : 1° tous les tissus pour pansements et les pansements simples ou stérilisés;

2° Toutes les ouates à pansement;

3° Toutes les bandes élastiques, crêpes et crépons;

4° L'aliment rhéasé, de régime très employé par les médecins des enfants; ce produit est de grande vente dans les colonies, l'Amérique du Sud et partout où le lait est rare.

GROUPE III

ANTISEPSIE

Docteur GASTON CHEVRIER

21, Faubourg Montmartre, Paris

Produits exposés : Différents produits antiseptiques et médicinaux.

LEBEUF

Pharmacien à Bayonne

M. Lebeuf est l'inventeur du coaltar saponiné qui rend de si précieux services au corps médical pour la désinfection.

GROUPE IV

HYGIÈNE ALIMENTAIRE

CHASSAING ET Cie

6, avenue Victoria, Paris

MM. Chassaing et Cie, fabricants de produits hygiéniques d'alimentation, 6, avenue Victoria à Paris, ont exposé une farine alimentaire pour enfants, d'un usage très répandu, et connue sous le nom de « Phosphatine Falières ».

La « Phosphatine Falières » est composée de farines diverses telles que riz, tapioca, arrow-root, etc., méticuleusement choisies et étuvées à des températures suffisamment élevées, non seulement pour solubiliser en partie la molécule amylacée, mais encore pour détruire tous les germes d'altération si communs dans les poudres commerciales.

Les appareils qui servent à la stérilisation des farines utilisées pour la préparation de la « Phosphatine Falières » sont absolument originaux; ils permettent le chauffage méthodique, à une température qui atteint jusqu'à 120°, de 4 à 5 000 kilos de farines par jour, sans que les ouvriers chargés de cette opération aient à pénétrer dans les étuves elles-mêmes, et risquent d'être incommodés par la température à laquelle sont soumises les farines dont on assure la stérilisation.

Lorsque les farines sont stérilisées et refroidies en vases clos, elles sont intimement mélangées, non seulement entre elles, mais encore avec les autres ingrédients qui font partie de la « Phosphatine Falières », dans des mélangeurs fonctionnant à l'électricité et permettant d'obtenir rapidement une masse parfaitement homogène.

Tels sont les points sur lesquels nous croyons devoir appeler l'attention et, si nous disons que la « Phosphatine Falières » se vend non seulement en France, mais encore et sans exagération dans le monde entier, nous aurons en quelques lignes résumé les points intéressants qui concernent ce produit.

Le personnel ouvrier qui est occupé à la fabrication de la « Phosphatine Falières » est composé de 15 hommes et de 40 femmes. Les ouvriers et ouvrières sont, non seulement conduits par des chefs de service, mais encore sous la direction d'un des associés, parent de M. Chassaing, qui s'occupe tout particulièrement du côté technique des fabrications.

Toutes les précautions sont prises pour éviter les accidents; tous les appareils, toutes les courroies sont gardés, et pour répondre à l'hygiène, il est procédé à l'enlèvement mécanique des poussières provenant de la fabrication.

Enfin, en cas de maladie, les ouvriers et ouvrières reçoivent un salaire important. Les ouvriers et ouvrières qui ont de nombreuses années de service dans la maison, reçoivent à la fin de leur carrière une pension bénévole qui les met à l'abri de la misère.

Nous terminons en donnant ci-après la liste des récompenses obtenues par la « Phosphatine Falières » dans les Expositions officielles où elle a figuré :

Exposition Universelle Paris 1900, classe 87, Grand prix.

Exposition Internationale Saint-Louis U. S. A. 1904, classe 87, Grand Prix.

Exposition Universelle Liége 1905, classes 87 et 56, Grand Prix.

Exposition Internationale Milan 1906, classes 87 et 56, Grand Prix.

Exposition Franco-Britannique Londres 1908, classe 56, Grand Prix.

Exposition Internationale Buenos-Ayres 1910, classes 87 et 56, Grand Prix.

Exposition Universelle Bruxelles 1910, classes 87 et 56, Membre du Jury H. C.

Exposition internationale de Turin 1911, classe 98, Grand Prix.

MEUNIER FRÈRES

Levallois-Perret

Produits exposés : chocolat François-Meunier sous différentes formes.

GROUPE V

EAUX MINÉRALES ET STATIONS CLIMATÉRIQUES

CHAMBRE SYNDICALE DES EAUX MINÉRALES

69, rue de la Victoire, Paris

Produits exposés : un tableau des stations thermales.

SALON DE L'AUVERGNE

Les cinq grandes stations de l'Auvergne exposaient dans un stand commun où sont réunis les éléments permettant de juger de la valeur de leurs eaux et des divers traitements hydrothérapiques donnés dans leurs établissements.

Ces stations sont :

Châtel-Guyon, La Bourboule, Le Mont-Dore, Royat, Saint-Nectaire qui exploitent une remarquable série d'eaux thermales toutes différentes, et qui représentent une riche gamme d'indications variées.

Ces eaux sortent toutes des terrains primitifs disloqués et recouverts en parties de laves volcaniques, qui forment le Plateau Central.

Toute cette région présente, de plus, un intérêt spécial pour le physiothérapeute, car elle se prête admirablement à la cure d'air et de montagne, qui est un adjuvant si précieux des cures thermales.

CHATEL-GUYON (PUY-DE-DÔME)

Siège social : 6, square de l'Opéra, Paris

Châtel-Guyon : 2000 habitants, 35000 baigneurs, à 406 kilomètres de Paris, grande ligne Paris-Nîmes.

30 sources, 5 250 000 litres d'eau par 24 heures, 5 buvettes, 2 Grands Établissements, avec 180 cabines de bains et toutes les adjuvances physicothérapiques appropriées; un immense casino de 80 mètres de façade; un théâtre coquet qui contient 600 places; un Kurhaus thermal modèle; hôtels; 300 villas; un parc de 1 kilomètre de long; le tout dans un site adorable, sur les premiers contreforts des Monts Dômes, représente un centre d'excursions commodes vers les régions les plus

pittoresques de l'Auvergne. Station de petite montagne et de tourisme.

La cure hydrominérale châtelguyonnaise (1er mai-15 octobre) est essentiellement composée d'une triade thérapeutique : l'eau en boisson, le médicament modificateur par excellence ; les bains d'eau minérale courante, carbo-gazeux, de vrais bains de rivière ; et les irrigations intestinales données avec l'eau minérale vivante.

Elle exerce une véritable action spécifique sur l'intestin, qu'elle désinfecte et dont elle régularise les fonctions troublées. Son incomparable puissance dans le traitement de toutes les affections gastro-intestinales : constipations, entérites et maladies coloniales entre toutes, crée à Châtel-Guyon un véritable monopole.

En outre, par les principes minéralisateurs, chlorures et carbonates, chaux et fer qu'elle introduit dans l'organisme, cette eau exerce simultanément des effets toniques puissants sur l'état général, qui s'ajoutent très heureusement au rétablissement des fonctions digestives pour corriger ou compléter tous les vices et toutes les insuffisances de la nutrition (arrêts de croissance, prétuberculose, rachitisme, etc.)

Châtel-Guyon trouve ainsi ses justiciables parmi les fauteurs innombrables du neuro-arthritisme qu'une phrase lapidaire a excellemment qualifiés : les atones et les infectés du tube digestif d'une part, les atones généraux, d'autre part.

Les eaux et dérivés (ceux-ci exploités par M. Perraudin, concessionnaire général, 70, rue Legendre à Paris) :

1° L'Eau de Gubler, la seule source exportée, déconstipante, stimulante de toutes les fonctions digestives, reminéralisatrice ;

2° Les Comprimés C. G. Gubler. Petites lentilles qui contiennent chacune 0 gr. 50 de sel de Gubler. Laxatifs.

3° Gubler Concentrée. Eau artificielle, composée d'éléments naturels, sels de Gubler sélectionnés, redissous dans l'eau minérale. Purgative.

4° Les Pastilles Laxatives C. G. Gubler où l'on a associé au Sel de Gubler une petite dose de Purgatif synthétique.

5° Les pastilles digestives C. G. Gubler. — Antiacides et antigazeuses.

6° Les sondes intestinales C. G. Gubler. — Trois espèces : n° 1, sigmoïde ; n° 2, médiocolique ; n° 3, bicourant. L'appareil bicourant C. G. Gubler, composé de l'association des sondes 1 et 3 donne simultanément l'aller et le retour et permet les grandes irrigations intestinales continues de durée et de quantité indéfinies.

7° et 8° Chocolats et sucres d'orge C. G. Gubler. — Produits hygiéniques où le sel de Gubler entre pour une dose de 3 p. 100.

SOCIÉTÉ ANONYME DES EAUX MINÉRALES D'ÉVIAN-LES-BAINS

Cette Société présentait les eaux d'Évian, source Cachat.

Formellement indiquée dans les toxémies en général, les cardiopathies artérielles, les maladies de la nutrition : goutte chronique et ses manifestations lithiasiques rénale et hépatique : les affections urinaires chroniques, les dyspepsies par atonie, la cholémie, la neurasthénie, suite de surmenage. En outre, sa pureté, sa fraîcheur, sa limpi-

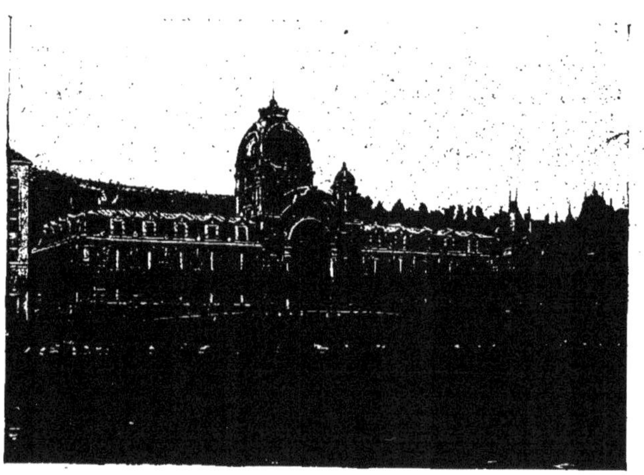

Vue de l'Établissement thermal d'Évian-les-Bains

dité et son inaltérabilité en font « l'eau de table par excellence » (Jules Simon).

Conclusions d'un rapport présenté par M. le Dr Ed. Bonjean, chef du Laboratoire et membre du Conseil supérieur d'hygiène publique de France :

« Toutes les observations scientifiques basées sur des analyses chimiques rigoureuses démontrent que, depuis plus de 40 ans au moins, l'eau de la Source Cachat d'Évian possède une composition minérale absolument fixe et invariable.

« La fixité remarquable de la composition chimique de cette eau a une conséquence importante : c'est la facilité, la certitude avec laquelle on a pu rapidement reconnaître et réprimer les fraudes dans le commerce, soit par substitution d'une autre eau du même bassin, soit par remplissage avec une eau d'une autre région.

« Enfin, la constance de la composition chimique invariable est un résultat précieux, parce qu'il indique un régime hydrologique régulier

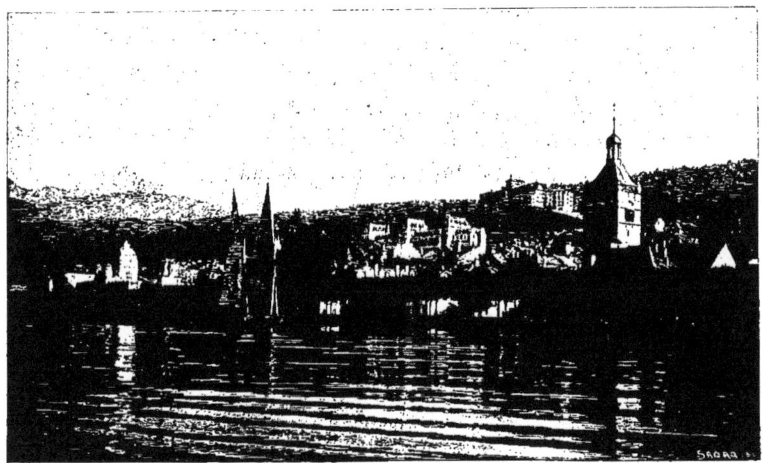

Vue d'Évian-les-Bains

et qu'il témoigne en faveur de la pureté bactérienne, qualité qui a contribué à assurer la réputation traditionnelle de la Source Cachat. »

SOCIÉTÉ D'EXPLOITATION DES EAUX ET THERMES D'ENGHIEN-LES-BAINS

Son exposition comprenait des vues et des maquettes des différents services de l'Établissement Thermal, et une exposition de ses eaux embouteillées (1/4, 1/2 et bouteilles entières).

RENSEIGNEMENTS GÉNÉRAUX

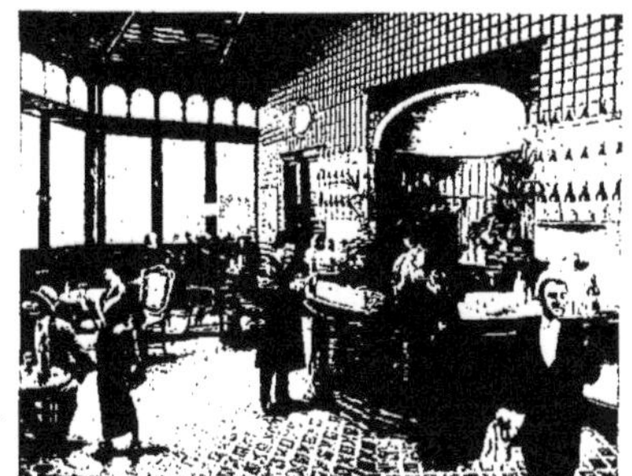

Date de la fondation de la Société des Eaux. — La Société qui exploite actuellement les eaux est une société fermière fondée en 1897. L'exploitation des eaux d'Enghien date de la concession accordée en 1781 par le prince de Condé à Leveillard.

Les eaux d'Enghien ont été

déclarées d'intérêt public par décrets ministériels du 18 juillet 1865 et du 8 mai 1907.

Sources exploitées. — Ces sources sont au nombre de treize, savoir : 1° Du Roy (anciennement Cotte) ; 2° Deyeux ; 3° de Puisaye ou des Roses ; 4° Peligot ; 5° du Lac ; 6° du Nord ; 7° Bouland ; 8° Coquil n° 1 ; 9° Coquil n° 2 ; 10° Coquil n° 3 ; 11° La Pêcherie ; 12° Fourcroy ; 13° Vauquelin.

Principes actifs. — Les eaux d'Enghien se rangent dans la catégorie des eaux sulfhydriques et sulfurées calciques. Leur richesse en hydro-

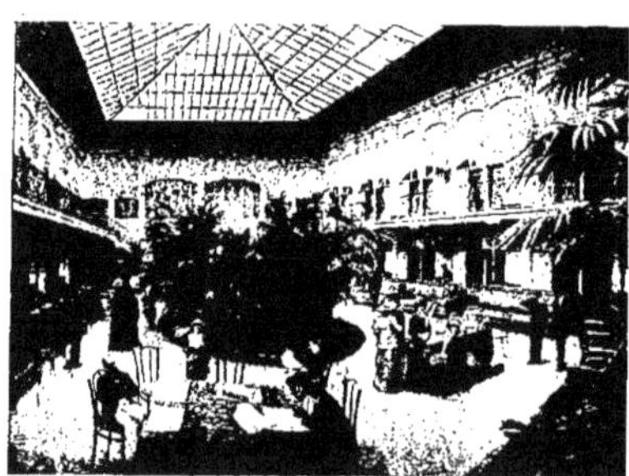

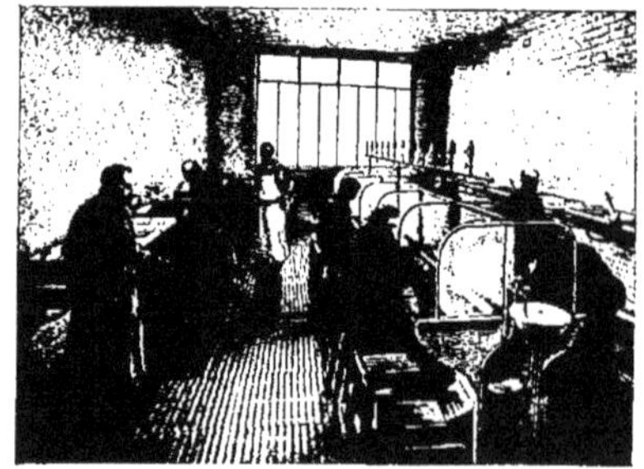

gène sulfuré, à savoir 33 centimètres cubes par litre, les classe parmi les plus sulfureuses du monde.

Température centigrade moyenne au griffon. — La température est de 10 à 14 degrés suivant les sources.

Débit moyen en litres par 24 heures au griffon. — Le débit moyen est de 500000 litres environ par 24 heures (pour les 9 premières sources, les 4 autres n'étant pas utilisées à l'heure actuelle).

Propriétés thérapeutiques et usages médicaux. — Les maladies les plus efficacement traitées par les eaux sulfureuses d'Enghien peuvent se diviser en cinq catégories :

1° Maladies des voies respiratoires : laryngites catarrhales et chroniques, coryzas, rhinites, amygdalites, bronchite chronique, catarrhe chronique, emphysème, asthme.

2° Affections rhumatismales : rhumatisme musculaire chronique, engorgements ou raideurs articulaires succédant au rhumatisme articulaire aigu, rhumatisme articulaire chronique à marche progressive, occupant les petites articulations.

3° Maladies de la peau : acné, impetigo, urticaire, eczéma.

4° Maladies dystrophiques et dyscrasiques : lymphatisme, scrofule, chlorose et maladies dites de faiblesse.

5° Maladies de l'enfance : coqueluche, adénopathie trachéo-bronchique, convalescence après l'opération des végétations adénoïdes, troubles de croissance.

Thermes, établissements de bains, d'inhalations, etc. — Les deux sources employées pour la boisson sont : les sources Deyeux et du Roy.

L'Établissement Thermal comprend : Quatre-vingts salles de bains dont trente avec douches. — Quatre salles d'inhalation et pulvérisation. — Deux salles de douches nasales. — Seize salles de douches. — Des piscines individuelles à eau sulfureuse courante. — Des bains de vapeur sulfureuse. — Des bains hydroélectriques, salles de massage, salons de repos. — Deux grandes piscines à eau courante, 4 salles de douches. — Des salles de massage sous la douche à sec, des bains et douches de vapeur.

Production totale annuelle. — La consommation approximative en 1911 a été de 13 à 14 millions de litres.

Nombre de bouteilles vendues en France et à l'Étranger. — Il a été vendu en 1911 environ 70000 bouteilles d'eau d'Enghien, soit 32000 litres environ. Nous attirons spécialement l'attention sur l'embouteillage en 1/4, 1/2 et bouteilles entières, qui permet de satisfaire de façon très économique aux exigences des différents traitements à domicile.

Principales améliorations et principaux développements au cours des dernières années. — Réfection totale de l'Établissement en 1908. Création de nouvelles salles d'inhalation et piscines individuelles.

Récompenses obtenues dans les dernières expositions. — Exposition de Blankenberghe 1898, Médaille d'or.

Exposition internationale de Paris 1900, Médaille d'or.

Exposition d'hygiène de Paris 1902, Diplôme d'honneur.

Exposition d'hygiène de Grenoble 1902, Diplôme d'honneur.

Exposition d'hygiène de Biarritz 1903, Diplôme d'honneur.

Exposition d'hygiène de Bruxelles 1904, Diplôme d'honneur.

Exposition internationale d'hygiène de Paris, Grand Prix.

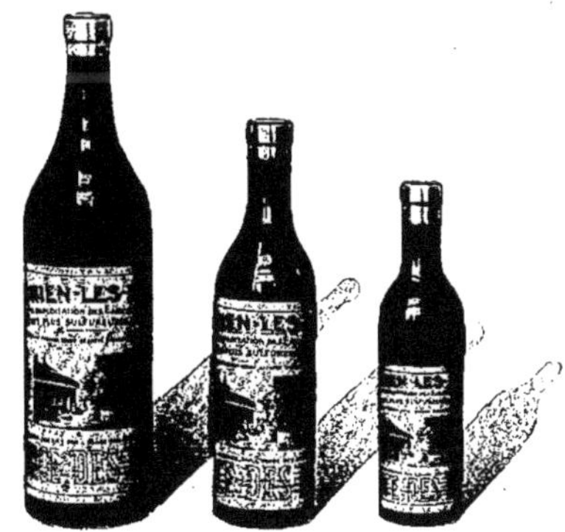

Exposition Franco-Britannique de Londres 1908, Médaille d'or.
Exposition internationale de Bruxelles 1910, Médaille d'or.
Exposition d'hygiène de Tunis 1911, Grand Prix.
Exposition internationale de Turin 1911, Diplôme d'honneur.
Exposition d'hygiène de Rome 1912, Grand Prix.
Exposition Anglo-Latine de Londres 1912, Grand Prix.
Exposition internationale de Dunkerque 1912, Hors Concours.
Exposition internationale des Arts du Travail Paris 1912, Hors Concours.

STATION HYDROMINÉRALE ET CLIMATIQUE DE FUMADES-LES-BAINS (GARD)

La station sulfhydriquée des Fumades, qui fait partie de la commune d'Allègre (Gard), à 4 kilomètres de la gare de Saint-Julien-les-Fumades, est située dans une région privilégiée, vallée superbe, l'une des plus pittoresques du Gard, formée par deux lignes de collines qui se déroulent du Nord au Sud, dans une étendue de 11 kilomètres de longueur sur 2 kilomètres de largeur. Le bloc montagneux de Costo-Caudo (Côte Chaude) au pied duquel sont bâtis les Établissements hydrothérapiques, se dresse comme une haute muraille pour l'abriter du vent du Nord et du vent humide de l'Est.

Les Fumades présentent à leur actif un long passé médical. Ses Thermes étaient en effet connus et fréquentés des Romains, au temps de leur domination sur les Gaules. De nombreuses fouilles pratiquées en 1871 et 1876 par la Société archéologique et littéraire d'Alais ont mis à jour une antique piscine romaine, et dans son voisinage, vestiges de ses dépendances, des fondations de même origine; la spécialisation des Fumades réside dans la cure des maladies respiratoires et des dermatoses.

Docteur GARDETTE

66, rue de Vaugirard, Paris

Produits exposés : « Gazette des Eaux » et « Annuaire des Eaux minérales ».

Docteur M. de LANGENHAGEN

de Plombières (Vosges)

Le Docteur exposait un tableau représentant le plan de l'appareil à entéroclyse qu'il a fait installer dans les Établissements de la Compagnie Thermale de Plombières. Cet appareil, dont il a inventé les principales dispositions, et auquel il a ajouté à plusieurs reprises divers perfectionnements, a été non seulement adopté par la Compagnie fermière de Plombières, mais imité depuis par la plupart des stations balnéaires françaises. Il constitue un progrès des plus sérieux pour le traitement des maladies de l'Intestin, sur le système employé antérieurement, et qu'on appelait douche ascendante. Il permet, en assurant un réglage parfait de la température, de la pression et de la quantité d'eau thermale qui doit servir au lavage de l'intestin, d'assurer à cette méthode thérapeutique une sûreté et une régularité dont a grandement bénéficié le traitement des affections intestinales.

Récompenses obtenues dans les Expositions précédentes : Grands Prix à Londres (1908), Nancy (1909), Bruxelles (1910).

EAUX MINÉRALES DE MONTMIRAIL (VAUCLUSE)

L'Eau minérale purgative de Montmirail (dite Eau Verte) est incontestablement l'Eau purgative naturelle, unique en France. L'Établissement est géré par Mmes Bedoc-Deplans, propriétaires.

COMPAGNIE DES EAUX MINÉRALES DE POUGUES

15, rue Auber, Paris

Eaux minérales de Pougues Saint-Léger.

SAINT-NECTAIRE (PUY-DE-DOME)

Société des eaux thermales à Saint-Nectaire

Produits exposés : eaux minérales, sels.

SOCIÉTÉ GÉNÉRALE DES EAUX MINÉRALES DE VALS (ARDÈCHE)

La Société Générale des Eaux Minérales de Vals existe sous sa forme actuelle depuis 1870, mais plusieurs des sources qu'elle exploite ont une histoire plusieurs fois séculaire : il en est parlé dès 1601 et la Société possède des documents qui prouvent leur utilisation à la cour de Louis XIV.

Le capital de la Société est de 4 500 000 francs divisé en 36 000 actions de 125 francs.

Au point de vue géologique, Vals se trouve situé au pied de nombreux volcans; le sol d'où jaillissent les sources est constitué par du gneiss, tantôt traversé, tantôt recouvert par un filon quartzeux et feldspathique très irrégulier (le mispickel s'y trouve fréquemment).

L'eau de Vals est une eau *bicarbonatée sodique* froide (température moyenne 11 à 12°) et gazeuse.

La Société Générale possède de très nombreuses sources dont la teneur en bicarbonate de soude varie de 1 à 9 grammes, elle possède donc une gamme de minéralisation unique.

Parmi ces sources, nous nous bornerons à citer *Vals-Saint-Jean*, eau faible (1 gramme environ), *Vals-Précieuse*, eau forte (5 grammes environ), *Constantine*, eau très forte (9 grammes).

La Société Générale possède en outre une source qui présente un caractère très différent des précédentes, avec la *Dominique* ferro-arsénicale, unique à Vals.

Les captages sont constitués par des forages de 8 à 10 centimètres de diamètre et d'une profondeur variant de 10 à 35 mètres; les uns sont tubés, les autres ne le sont pas, suivant la nature de la roche encaissante. Mais, dans tous les cas, les travaux de captage ont été exécutés dans des conditions si parfaites que les eaux possèdent une pureté bactériologique absolue, ainsi que le prouvent les analyses de M. Bonjean, Chef du Laboratoire du Ministère de l'Intérieur.

L'indication fondamentale de la cure de Vals est fournie par l'arthritisme du tube digestif et principalement par les manifestations stomacales de cette diathèse.

Les lithiases biliaires et rénales, les entérites, le diabète sont également justiciables des sources alcalines de Vals.

La *Dominique* (ferro-arsenicale) est souveraine dans la chloro-anémie et l'impaludisme.

La Société Générale des Eaux Minérales possède le Grand Établissement Thermal, 60 cabines de bains, douches, massages, douches ascendantes, inhalation d'acide carbonique, bain de Berthe, etc.

On donne au Grand Établissement deux bains spéciaux à Vals : le bain alcalino-gazeux et le bain ferro-arsenical aux boues de la *Dominique*.

D'une façon générale, le Grand Établissement est muni des appareils les plus perfectionnés en usage dans les autres grandes stations thermales.

La Société Générale a vendu en 1911 2800000 bouteilles.

Les principales améliorations apportées aux services dans les dernières années ont surtout porté sur l'asepsie de l'embouteillage, trop souvent négligée. La Société n'emploie que des verres et bouchons neufs; les bouchons sont stérilisés sous vapeur, les bouteilles passent dans un bain alcalin puis dans un bain acide et sont finalement rincées (sous 6 kilogrammes de pression) avec une eau de source amenée à grands frais de plusieurs kilomètres et stérilisée, par surcroît de précautions, à l'aide des rayons ultra-violets.

Personnel : 100 employés et ouvriers; force 50 HP (2 turbines, 6 dynamos).

Récompenses obtenues par la Société : Paris 1900, Médaille d'argent; Buenos-Ayres, Médaille d'or; Bruxelles 1910, Membre des Comités; 2 Grands Prix; Turin 1911, Secrétaire de Groupe, Membre du Jury, 1 Grand Prix.

Récompenses obtenues par des collaborateurs : Médailles d'or et d'argent.

COMPAGNIE FERMIÈRE DE L'ÉTABLISSEMENT THERMAL DE VICHY

24, boulevard des Capucines, Paris

La Compagnie exposait des échantillons variés de ses produits, eau, pastilles, sels, etc. La réputation dont jouit universellement cette puissante Compagnie est la meilleure preuve des services qu'elle rend aux malades.

La réputation de la station de Vichy, célèbre en France depuis tant d'années, est aujourd'hui devenue universelle. On y accourt de tous les points du monde pour demander la santé à ses eaux bienfaisantes. Les personnages les plus illustres s'y rencontrent, et c'est à plus de cent mille que s'élève chaque année le nombre des étrangers qui la fréquentent. C'est véritablement la *Reine des villes d'Eaux*.

L'hiver, Vichy conserve encore la physionomie d'une grande ville. Les nombreuses expéditions de la *Compagnie Fermière*, le personnel considérable qu'elle emploie dans ces différents services y entretiennent beaucoup d'activité.

C'est en effet par millions de bouteilles (trente millions en 1911), et par milliers de kilogrammes que la Compagnie exporte ses Eaux et ses Sels dans tous les pays du globe.

La vie à Vichy est facile et peu coûteuse. Il existe cinq cent cinquante hôtels ou logeurs de tous ordres, ainsi qu'un très grand nombre de villas et de maisons meublées. Vichy est d'ailleurs réputé pour le confort et le bon marché de ses hôtels. Il n'est pas de voyageur, de touriste ou de malade qui n'ait eu à se féliciter de la complaisance et des soins dont il aura été l'objet pendant son séjour, que ce soit dans les hôtels les plus en renom ou dans les plus modestes. Aussi s'explique-t-on le grand nombre de personnes qui reviennent chaque année à Vichy, même après guérison complète. Elles reviennent, disent-elles, par *reconnaissance*, et ce mot définit à merveille le plaisir qu'elles éprouvent à retrouver leur chère station : ses Sources, ses Parcs, ses Bains, son Casino.

Vichy est la station thermale du monde entier où le séjour est à la portée de toutes les bourses ; les prix de la pension dans les hôtels varient de 5 à 25 fr. par jour et par personne. (Consulter le *Guide de Vichy.*)

La saison officielle va du 1er mai au 30 septembre ; mais quand le temps est favorable, les cures se continuent avec un égal succès souvent au delà du mois d'octobre.

Les Affections traitées à Vichy

Les affections les plus généralement traitées à Vichy sont : les maladies chroniques de l'estomac, ou mieux les dyspepsies (digestions difficiles, aigreurs, crampes, brûlures ou pesanteurs d'estomac, dyspepsie flatulente, etc.) ; les névropathies d'origine digestive ; l'entéroptose (maladie du rein), mobileptoses viscérales ; la dilatation de l'estomac ; l'hyperchlorydrie ; les affections du foie telles que : la congestion, l'ictère, les coliques hépatiques, les calculs biliaires, les cirrhoses au début ; les affections intestinales d'origine hépatique (constipation, certaines colites mucomembraneuses), les engorgements de la rate, d'origine paludéenne ; le diabète ou glycosurie ; certaines albuminuries, la gravelle, les calculs urinaires ; les coliques néphrétiques ; le catarrhe vésical ; le rhumatisme ; la goutte ; les maladies de la peau d'origine arthritique, eczémas, quelques maladies de la matrice ou engorgement des ovaires et, enfin, la chloro-anémie d'origine hépatique.

Nous allons indiquer maintenant les principales sources qui doivent être employées dans le traitement de ces diverses affections.

Les Sources de l'État

L'État possède à Vichy les sources suivantes :

La Grande-Grille, source naturelle, chaude, 41°.

L'Hôpital, source naturelle, chaude, 33°.

Les Célestins, naturelle, froide, 15°.

La diversité de ces sources et des principes minéralisateurs qu'elles contiennent montre combien grande est l'erreur de ceux qui prétendent remplacer l'Eau de Vichy par une simple solution de bicarbonate de soude; pourquoi, à ce compte, ne pas remplacer le vin par un mélange de 10 parties d'alcool dans 100 parties d'eau. Ce n'est pas, en effet, au seul bicarbonate de soude que l'Eau de Vichy doit ses propriétés, mais à l'ensemble de tous les sels qui entrent dans sa minéralisation, de même que le vin, en plus de l'alcool, renferme des sels, des tanins, des éthers qui lui donnent sa valeur et son bouquet.

Aussi, doit-on se défier de toutes les préparations qui n'empruntent à Vichy que son nom et prétendent, sous une forme quelconque, remplacer les eaux et les sels naturels; ce sont là de fallacieuses promesses qui ne peuvent êtres tenues par *aucuns* produits, et c'est quelquefois s'exposer à de cruelles déconvenues que de substituer ces produits à ceux de la nature, cet inimitable laboratoire.

GROUPE VI

PHARMACIE

Les Établissements pharmaceutiques HENRI AUGÉ et Cie

27, rue du Musée, à Lyon.

Les Établissements pharmaceutiques H. AUGÉ et Cie fabriquent tous les produits de pharmacie galénique, Pâtes, Pastilles, Comprimés, Capsules, Pilules, Granulés, Dragées, Spécialités d'extraits évaporés dans le vide. La Maison possède depuis un an un laboratoire spécial d'Hypodermie où le plus grand soin est apporté à la fabrication des sérums et des solutions injectables en ampoules. La Maison possède également un laboratoire spécial de stérilisation.

Le personnel se compose de 80 employés et de 6 voyageurs. Cette maison a obtenu de nombreuses récompenses, à toutes les Expositions qui se sont succédé depuis 1903.

A. BAILLY

15, rue de Rome, Paris

M. Bailly exposait le *Pulmosérum Bailly*, à bases de balsamiques sédatifs d'Extraits de feuilles de Pulmonaria officinalis et Lactucérium. Ce produit se recommande à titre préventif chez tout individu suspect au point de vue *tuberculose*.

BARTHELEMY

A la Garenne-Colombes (Seine)

Produits exposés : Poudre et cigarettes orientales.

BONETTI FRÈRES

12, rue Vavin, Paris

Produits exposés : Iodalia, Géraseptol, Arsiquinine Lemaître, Lécithine Lemaître, Diadermine, Poudre et Crème Nivosine.

La Maison emploie 14 ouvriers et ouvrières et s'occupe particulièrement de l'exportation de produits français en Espagne, Italie et Amérique latine.

Docteur BOUCARD

112, rue de la Boëtie, Paris

Produits exposés: Le Lactéol (présure, ferments lactiques et lactose) qui, grâce à une préparation spéciale, n'a aucune odeur de putréfaction.

Produit se trouvant dans le commerce : en comprimés, pour toutes les affections gastro-intestinales ; en poudre, sous le nom de Pulvi-Lactéol (rhinites, ozène, otites, otorrhées).

Le Lactéol, autorisé dans les hôpitaux, ministère de la Marine, a obtenu les distinctions ci-dessous :

Médaille d'argent, Londres, 1908; Médaille d'or, Bruxelles, 1910; Médaille d'or, Roubaix, 1911 ; Hors concours, Tunis, 1911.

La préparation du Lactéol demande de grands soins, exige de nombreux appareils : autoclaves, stérilisateurs, chaudières.

Le personnel se décompose ainsi : 1 chef de laboratoire, 5 garçons de laboratoire, 1 mécanicien, 15 manutentionnaires, 2 garçons de courses, 7 employés de bureau.

Les manipulations se font sous la surveillance du Dr Boucard.

CH. BOUTET

32, rue Joubert, Paris

M. Boutet exposait différents Produits Pharmaceutiques, notamment la « Morubiline », produits donnant d'excellents résultats dans tous les cas de lymphatisme, de tuberculose latente ou manifestée, de déminéralisation entraînant la déchéance organique.

La Morubiline est un Extrait de foie frais de Morue additionné de Cholestérine.

BRETAUDEAU

2, rue du Regard, Paris

Produit exposé : La *Keptine.*

Ce remède présente, d'après ses auteurs, la propriété de mettre l'organisme en état de résistance contre les infections microbiennes.

BRUNERYE

4, rue Tarlier, Paris

Produits exposés : Entéroseptil et Produits Clérambourg-Delondre.

BRUNOT

16, rue Boulainvilliers, Paris

Sel de Hunt, Dialyl.

LABORATOIRES ALBERT BUISSON

20, boulevard du Montparnasse, Paris

Maison fondée à Arcueil, en 1909, par M. Albert Buisson, docteur en pharmacie, ancien interne des Hôpitaux, alors au Mans, pour l'exploitation de ses produits spécialisés et de ceux de M. Henri Ecalle, sous la raison sociale : Laboratoires Buisson et Cie.

Les bureaux ont été transférés à Paris en 1910 à l'adresse ci-dessus, la fabrication continuant à se faire à Arcueil, et actuellement M. Buisson en est le seul propriétaire.

M. Buisson avait exposé :

1° Le *Véronidia,* hypnotique-sédatif antispasmodique, obtenu par lui en 1909, pour répondre à un vœu de la Société de Thérapeutique demandant qu'il soit créé une solution de Diéthylmalonylurée;

2° Le *Feroxal,* granulé ferrugineux, réalisant les indications de M. le professeur Hayem, sur la médication anti-anémique;

3° Les *Préparations titrées Ecalle* à base de Digitale, de Digitaline cristallisée, d'Aconit, d'Aconitine cristallisée dont les procédés de préparation ont été communiqués à la Société de Pharmacie de Paris.

Le personnel comprend 5 hommes et 8 femmes assurés contre les accidents.

Les spécialités de la maison sont exportées en Belgique, Espagne, Turquie, Amérique du Sud.

Bruxelles 1911, Médaille d'or.

ÉTABLISSEMENTS BYLA

89-93, rue de Montrouge, à Gentilly (Seine)

Les Établissements Byla sont constitués en Société anonyme au capital de 1 750 000 francs.

Le Conseil d'administration de cette Société est exclusivement composé de pharmaciens diplômés de l'École de Paris.

Créée en janvier 1893, par M. Byla (Pierre), officier d'Académie, chevalier du Mérite agricole, cette maison comprend aujourd'hui deux vastes usines couvrant ensemble une superficie utile de 3000 mètres carrés environ.

La partie ancienne de ces bâtiments, située aux numéros 89, 91 et 93 de la rue de Montrouge, à Gentilly (Seine), est le siège principal de la Société nouvelle, en exercice depuis le 1er août 1911. Cette partie est à peu près réservée aux divers services administratifs et commerciaux : bureaux directoriaux, comptabilité générale, service de contrôle, ainsi qu'aux magasins de réserve de marchandises et ateliers de division et de conditionnement, enfin aux services d'expédition.

La partie nouvelle, annexée en 1902, est située au n° 110 de la même rue. Elle comprend un certain nombre de Laboratoires de recherches et de fabrication, en série, vastes, bien éclairés et aménagés, entièrement pourvus des derniers appareils de perfectionnement les mieux adaptés aux nécessités de l'exploitation envisagée : étuves spéciales et appareils à dessiccation dans le vide à basse température, appareils de traitement par l'alcool et de récupération en règle, autres appareils de traitement par l'éther et différents solvants avec récupération, centrifugeuses et essoreuses, filtres presses, plusieurs alambics à concentration dans le vide, presses hydrauliques, autoclaves divers, homogénéiseur, chambre frigorifique, étuves à air chaud, etc., etc.

La force motrice est fournie par deux générateurs à vapeur et par le secteur électrique régional.

La direction technique des Laboratoires et de surveillance incombe à M. R. Delaunay, pharmacien de 1re classe, ancien interne des Hôpitaux, qui a sous ses ordres immédiats : MM. Bailly, pharmacien de 1re classe, licencié ès sciences physiques, et Bouchet, chimiste.

La direction commerciale est demeurée aux soins du pharmacien fondateur, M. Byla.

Le nombre des employés et ouvriers occupés dans les usines, d'un bout à l'autre de l'année, est d'une centaine. Les intérêts de ce personnel sont assurés, au cas d'accidents ou de retraites, par les contrats légaux en usage dans le cas d'indisposition passagère, survenant chez les salariés en dehors même de leur service.

La demi-solde leur est payée par la maison en conformité de dispositions spéciales.

La production des Établissements Byla englobe la série absolument complète de tous les produits biologiques médicinaux, ainsi que les produits de même origine destinés aux expériences des Laboratoires de physiologie.

Cette série comprend les catégories suivantes : ferments d'origine animale ou végétale, substances albuminoïdes et matières protéiques, les combinaisons métalliques et dérivées de celles-ci, comme les albuminates, les peptonates, les bases puriques, xanthiques, hormones, etc. ; l'organothérapie sous toutes ses formes et applications.

La maison est autorisée également, par décision présidentielle du 19 août 1906, à préparer les sérums et extraits organiques injectables.

Les relations d'affaires des Établissements Byla se répartissent entre toutes les villes de France, soit par service direct aux pharmaciens, soit par l'entremise des maisons de Droguerie ou par les commissionnaires.

A l'exportation, elles donnent lieu à une importante diffusion de la marque française dans toutes les républiques sud-américaines, aux Antilles, aux Mexique, aux États-Unis et au Canada ; d'autre part, leur mouvement est général dans les divers États européens, dans nos colonies et au Japon. Le chiffre des affaires ainsi réalisé est d'environ 2000000 de francs.

Les dernières Expositions officielles internationales — celles de Turin et de Rome — ont reçu la participation très large des Établissements Byla, qui y a fait figurer une collection absolument complète des préparations ci-dessus énumérées.

Les Établissements Byla sont représentés en Italie par M. Guieu, vià Carlo Goldoni, 33, à Milano.

On doit aux Établissements Byla la création des produits suivants : les Energétènes, la Paralactine, comprimés de Ferments Lactiques vivants, le Lipochol, médication antihémolytique à base de cholestérine, la Thyratoxine, thyroïdine délipoïdée.

La Maison publie des monographies scientifiques médicales mensuelles dans un organe qu'elle a créé : « L'Œuvre Médico-Thérapeutique », dont le tirage annuel est de 160 000 exemplaires.

Les Établissements Byla ont obtenu aux Expositions les récompenses suivantes : Médaille d'or, Saint-Louis 1904; Diplôme d'honneur, Liége 1905; Grand Prix, Milan 1906, Londres 1908, Buenos-Ayres 1910 et Bruxelles 1910; Hors Concours, Bordeaux 1908; Grands Prix, Turin 1911 — Hors Concours, Rome 1912.

CLERGET

A Semaize-les-Bains (Marne)

Produits exposés : Traitement antibacillaire Rambolivert, composé de :

1° L'Élixir de la Dôle (gaïacol associé à une combinaison iodotannique phosphatée) ;

2° Balsamique de la Savine comme révulsif;

3° Huile essentielle de la Joux, pour inhalation et évaporation.

4° Comme préservatif, le Respirateur anti-rinophalaryngite Rambolivert.

COMAR ET Cie

20, rue des Fossès-Saints-Jacques, Paris

Laboratoires CLIN

La fondation des Laboratoires Clin remonte à 1864, époque à laquelle le Dr Clin, pharmacien, ancien interne des hôpitaux, lauréat de la Faculté de Médecine, Prix Montyon, installa ses laboratoires de recherches pharmacologiques, rue Racine, sur l'emplacement occupé aujourd'hui par une partie des nouveaux bâtiments de l'École de Médecine.

Entre autres produits qui furent alors étudiés par le Dr Clin et par ses collaborateurs sont les Pilules du Dr Moussette, qui permirent d'utiliser l'aconitine cristallisée à une époque où cet alcaloïde était peu connu à l'état pur, et où ses effets étaient contestés; les préparations de protochlorure de fer connues sous le nom de Fer du Dr RABUTEAU, dont la supériorité sur les autres ferrugineux reste définitivement établie depuis les expériences du célèbre professeur de thérapeutique.

En 1885, les Laboratoires Clin furent agrandis et transférés 20, rue des Fossés-Saint-Jacques, où ils sont actuellement. A partir de cette époque, furent vulgarisés le bromure de camphre, qui fit l'objet d'une communication du Dr CLIN à l'Académie des Sciences, et dont l'action dans les affections nerveuses fut surtout étudiée par CHARCOT et BOURNEVILLE; le salicylate de soude et l'antipyrine en solution. Il mérite peut-être d'être noté que, grâce aux recherches pharmacologiques du Dr CLIN, la médication salicylée, préconisée par Germain SÉE, prit son complet développement; la solution du Dr CLIN offre, en effet, les garanties de pureté et d'activité du salicylate de soude, que l'on aurait vainement cherchées dans une préparation similaire au moment où cette solution fut préparée pour la première fois. De cette époque, datent encore le salicylate de lithine et le sulfate d'atropine étudiés par VULPIAN.

En 1897, MM. COMAR et Cie, pharmaciens, prirent la direction des Laboratoires CLIN. Un nouvel essor fut alors donné à la marche scientifique de cette maison qui prépara successivement toute une série de nouveaux médicaments, tels que les Cacodylates, les Méthylarsinates, qui permettent l'administration prolongée et à hautes doses de l'arsenic; la Lécithine, qui offre le phosphore sous la forme la plus directement assimilable; le Phosphotal (phosphite de créosote), le Gaïacophosphal (phosphite de gaïacol), la Néoquinine (glycérophosphate de quinine), et la Néoquinine arsinée (méthylarsino-glycérophosphate de quinine), etc. Plus récemment, les Laboratoires CLIN ont fait connaître et introduit dans la thérapeutique le Glycogène, médicament utile dans les infections en général, et dans le diabète; l'Énesol (salicylarsinate de mercure), composé arsénico-mercuriel soluble injectable qui a fait l'objet de nombreuses thèses et communications, et qui a été étudié, au point de vue clinique, par les professeurs et docteurs GAILLETON, FINGER, MRACEK, von NEUSSER, AGAMENNONE, SABOURAUD, QUEYRAT, etc.

Les Laboratoires Clin se sont spécialement attachés à l'étude des grandes méthodes thérapeutiques et à la préparation des médicaments nécessités par l'application de ces méthodes.

Par la nature de leur participation à l'Exposition de Rome, les

Laboratoires Clin ont tenu à rappeler au monde savant le rôle qu'ils ont joué dans le développement de la médication colloïdale. A cet effet, ils se sont, pour leur envoi, limités à un choix de préparations colloïdales. Parmi ces colloïdes, il faut distinguer ceux qui doivent à leurs propriétés thérapeutiques de tenir une place définie dans la pharmacopée. Citons tout d'abord l'*Électrargol*, ou argent colloïdal électrique, à petits grains, isotonique et stabilisé, médicament que l'on peut considérer comme le plus important des colloïdes métalliques, et la plus puissante des préparations préconisées pour le traitement des maladies infectieuses. Citons encore l'*Électraurol*, l'*Électroplatinol*, l'*Electropalladiol* et l'*Electrorhodiol*, également utilisés dans le traitement des infections; l'*Electrocuprol*, cuivre colloïdal électrique plus spécialement employé contre la tuberculose et le cancer; l'*Electr-Hg*, ou mercure colloïdal électrique, qui unit aux propriétés générales des colloïdes les propriétés spécifiques antisyphilitiques de l'hydrargyre ; l'*Electrosélénium*, sélénium colloïdal électrique, administré dans le traitement du cancer; le *Thiarsol*, trisulfure d'arsenic colloïdal que l'on utilise dans la tuberculose et les tripanosomiases.

Les Laboratoires Clin ont également exposé une série de colloïdes qui sont, jusqu'à nouvel ordre, d'un intérêt plutôt expérimental que thérapeutique, comme le ferrocyanure de cuivre, l'oxyde de manganèse, l'oxyde d'urane, l'oxyde de fer.

Par cette démonstration, les Laboratoires Clin ont tenu à faire savoir qu'ils préparaient, étudiaient et délivraient tous les colloïdes de métaux, de métalloïdes ou de dérivés métalliques qu'il est possible d'obtenir dans l'état actuel de la science.

Pour être complets, nous signalons encore les appareils spécialement imaginés dans leurs laboratoires pour l'étude des colloïdes (tubes à transport, cardiographes du Dr DUHAMEL, dialyseurs, etc.) qui leur permettent d'apporter à leurs préparations colloïdales la rigueur scientifique qu'elles exigent.

A ces produits, MM. COMAR et Cie ont encore ajouté les suivants, bien connus du corps médical : le Vin et le Sirop Nourry, médicaments iodés, dans lesquels l'iode est combiné au tannin sous une forme organique éminemment propre à assurer sa tolérance et son action thérapeutique; l'Élixir Déret biiodé, à base d'iodure double de tanin et de mercure, et qui présente les mêmes avantages de tolérance pour le mercure; la Liqueur du Dr Laville, spécifique de la goutte, dont la valeur a été établie par les travaux de LÉCORCHÉ, et reste toujours reconnue par les maîtres actuels de la thérapeutique (Debove et Lemoine, en France; Magnus Lévy, en Allemagne); le Quina-Laroche, préparé par dialyse, et qui contient les principes actifs des trois meilleures sortes de quinquinas. Enfin, le lactucarium occupe une place prépondérante dans les préparations de MM. Comar et Cie, qui possèdent à Clermont-Ferrand un laboratoire spécialement affecté à ce médicament, et dans les plaines de la Limagne les cultures uniques de la laitue géante, établies pour la première fois par Aubergier après ses longues recherches, dont le mérite a été consacré dans un rapport à l'Académie de Médecine.

Nous mentionnerons spécialement la Section des Produits Stérilisés pour injections hypodermiques, qui, préparées dans les Laboratoires Clin depuis quelques années avec des méthodes de stérilisation soigneusement étudiées, ont contribué, pour une grande part, au développement de l'administration sous-cutanée des médicaments. Des solutions stérilisées pour collyres sont également faites et présentées dans des ampoules compte-gouttes qui maintiennent la solution stérile pendant tout le temps de son emploi.

Ce rapide aperçu montre le développement régulier des Laboratoires Clin, dont le principe, depuis leur fondation, a été de ne se désintéresser d'aucun progrès dans l'ordre pharmacologique et thérapeutique. Depuis leur origine, ils sont fournisseurs des Hôpitaux de Paris, où, comme nous l'avons vu, la plupart des produits sont étudiés et consacrés par les meilleurs cliniciens. Les plus hautes récompenses leur ont ont été décernées aux Expositions auxquelles ils ont pris part : Vienne (1875 et 1883), Sydney (1879), Batavia (1893), Santiago de Chili (1901), etc.

Nous citerons particulièrement les dernières :

Exposition Internationale de Saint-Louis, 1904. Médaille d'or.

Exposition Internationale de Liége, 1905. Diplôme d'Honneur.

Exposition Internationale pharmaceutique, Vienne, 1906. Médaille d'or.

Exposition Internationale de Milan, 1906. Grand Prix.

Exposition de Bruxelles, 1910. Grand Prix.

Exposition de Buenos-Ayres, 1910. Grand Prix.

Exposition de Roubaix. Hors Concours.

Exposition de Turin, 1911. Grand Prix.

Exposition Anglo-latine. Londres, 1912. Grand Prix.

COQUET

5, boulevard de Courcelles, Paris.

M. COQUET exposait des Boîtes à pansements et différents produits pharmaceutiques sélectionnés. Ces produits ont obtenu une Médaille d'or à l'Exposition Universelle de Turin 1911 et un Diplôme d'honneur à l'Exposition Anglo-Latine, Londres, 1912.

C. DAVID-RABOT

49, rue de Bitche, à Courbevoie (Seine)

Fondée à Compiègne par L. RABOT, pour la préparation du Quassia-Kina Rabot, la maison a été transférée à sa nouvelle adresse en 1904.

Outre la préparation des spécialités exposées : Quassia-Kina Rabot, Diurène, elle s'occupe de la fabrication des Sinapismes par un procédé nouveau et un matériel spécial, des perles et capsules gélatineuses, des granulés, pilules, comprimés.

Le personnel en 1904, composé de 10 hommes et femmes, en comprend actuellement 40, assurés contre les accidents du travail.

Récompenses obtenues antérieurement aux Expositions Universelles : Mention honorable, Paris, 1900, Médaille d'or, Bruxelles, 1910.

DELOUCHE

2, place Vendôme, Paris

exposait les Pilules savonneuses Boissy et différents produits pharmaceutiques.

FEIGNOUX

A Montreuil (Seine)

Extraits Pharmaceutiques MOUYSSET; VAÏNOL.

FOURNIER

26, boulevard de l'Hôpital, Paris

Produits Pharmaceutiques et Biolactine.

A. GALBRUN et FILS

18, rue Oberkampf, Paris

Ancienne maison, existant depuis 1872 comme Pharmacie de détail, transformée en Laboratoire de produits pharmaceutiques,

18, rue Oberkampf, en 1907; se consacre spécialement à la fabrication et à l'exploitation de l'IODALOSE GALBRUN, solution titrée du Peptoniode.

Le Peptoniode, combinaison directe de l'Iode et de la Peptone, a été découvert en 1896, par M. E. GALBRUN, Docteur en Pharmacie, et fit l'objet d'une communication au XIIIe Congrès international de Médecine (Section de Thérapeutique) de Paris 1900.

Ce produit, véritablement assimilable, d'après de nombreuses expériences biologiques et thérapeutiques, permet de remplacer l'Iode et les Iodures dans toutes leurs applications internes, et a le grand avantage de ne pas occasionner, comme ces derniers, des accidents d'iodisme.

L'IODALOSE présentée sous forme de gouttes titrées est entièrement fabriquée par le Laboratoire GALBRUN qui emploie pour son exploitation, un personnel composé de 5 hommes et de 5 femmes.

Sa vente est très répandue tant en France que dans les pays étrangers.

Récompenses antérieures : Paris 1900, Médaille d'argent; Milan 1906, Médaille d'or; Londres 1908 et Buenos-Ayres 1910, Diplôme d'honneur; Nancy 1909, Bruxelles 1910 et Turin 1911, Grands Prix.

A. GÉRAUDEL

A Sainte-Menehould (Marne)

Pastilles GÉRAUDEL contre la toux; Purgatif GÉRAUDEL.

GUIBERT et PION

A Tours

Différents produits Pharmaceutiques et Vétérinaires.

KŒHLY

74, rue Rodier, Paris

Le Purgyl, Le Pixol, les Pastilles MANDEL et la Xomaxine; tous ces produits sont très connus du corps médical.

LANCOSME

71, avenue d'Antin, Paris

L'Eumictine, et différents produits pharmaceutiques.

Docteur LEFÈVRE

60, rue de la Pompe, Paris

M. le Docteur Lefèvre exposait différents produits :

1° Le Laxamer, extrait fluide sucré et alcoolique préparé avec le Cascara Sagrada, la Noix vomique, la Badiane, la Gentiane et les écorces fraîches d'oranges, destinés à combattre la constipation atonique.

2° La Solution Valens est un extrait liquide glycériné de quinquina rouge des Indes, de Saint-Ignace et d'écorces fraîches d'oranges.

3° Le Sérum Valens, présenté sous forme d'ampoules injectables et correspondant à la médication arsénio-phosphorée organique.

4° L'Iodœnol, élixir à base d'une combinaison iodoquinique. Ce produit a des propriétés analogues à celle des iodures alcalins, au point de vue thérapeutique.

Docteur M. LEPRINCE

62, rue de la Tour, Paris

Produits exposés : Cascarine Leprince, Guipsine, Rhomnol, Arsycodile, Néo-Arsycodile, Ferricodile, Ferrocodile, Eumictine, Pilules du Docteur Sejournet.

Usine à vapeur, 62, rue de la Tour.

Tous ces produits, universellement connus, ont obtenu les premières récompenses aux Expositions Universelles.

M. Leprince a créé sa maison de produits pharmaceutiques spécialisés, en 1877, à Bourges (Cher). Développée à Paris depuis 1895, elle fait aujourd'hui plus de *douze cent mille francs* d'affaires dont la moitié à l'exportation.

P. LONGUET

50, rue des Lombards, Paris

Pilules du Docteur Debouzy antihépatiques, à base de bile sélectionnée stérilisée.

Levure du Docteur Debouzy. Levure de bière à fermentation haute.

Narcyl Gremy (sirop et granules). Ch^te^ d'éthylnarcéine.

Citrosodine Gremy (granulés et comprimés). Citrate trisodique pur.

Fixine Gremy (granulée). Alumine lactique.

Sektal Gremy (pilules). Éther camphorique du santalol.

Vanadiol Helouis (chlorure hypovanadique en solution).

Papier Fruneau (antiasthmatique).

Le personnel attaché à ces divers services représente 40 personnes.

MARIE

Pharmacien à Avignon

Ancien Président du Tribunal de Commerce d'Avignon, Président de la Société scientifique de Pharmacie du Sud-Est, présentait différents produits pharmaceutiques de son invention, du plus haut intérêt thérapeutique.

A. NALINE

A Villeneuve-la-Garenne (Seine)

Historique et organisation de la maison. — Les laboratoires A. Naline ont été créés en 1902 dans le but de découvrir et d'exploiter de nouveaux produits chimiques et physiologiques destinés à la thérapeutique.

Personnel scientifique, technique et commercial : Directeur Docteur A. Mouneyrat, professeur agrégé des Facultés de Médecine, docteur ès sciences, avec l'aide de chimistes, de physiologistes et de bactériologistes. Direction commerciale : Directeur Abel Naline, pharmacien de 1re classe, ex-interne des Hôpitaux de Paris, avec l'aide d'un personnel approprié.

Œuvres d'Assistance et de Prévoyance pour le personnel : Caisse de secours en cas de maladie, alimentée exclusivement par les bénéfices de la Maison.

Nature des produits fabriqués : Histogénol Naline, Hectine, Hectargyre.

Relations commerciales avec la France et l'Étranger. — Les laboratoires Naline sont représentés sur tous les points du globe, leurs produits étant prescrits par les Médecins de tous les pays.

Nomenclature des produits exposés à Turin. — Histogénol Naline, Hectine, Hectargyre.

Récompenses obtenues aux diverses expositions. — Anvers 1894, Médaille d'argent ; — Bruxelles 1898, Médaille d'argent : — Universelle, Paris 1900, Mention honorable ; — Franco-espagnole, Saragosse 1908, Médaille d'argent ; — Franco-britannique, Londres 1908, Médaille d'argent ; — Bruxelles 1910, Médaille d'or ; — Roubaix 1911, Diplôme d'honneur; — Tunis 1911, Diplôme d'honneur; — Turin 1911, Grand Prix.

La Maison occupe 130 ouvriers ou ouvrières.

H. NOGUÉS

64, boulevard de Port-Royal, Paris

Produits exposés : 1° « Grains de Vals », Pilules laxatives, dépuratives, à base de produits végétaux, préparées mécaniquement.

2° « Perles héroïques de Burg », Capsules gélatineuses contre les affections des voies respiratoires.

Propriétés sédatives remarquables; pouvoir cicatrisant énergique.

Personnel employé : 20 femmes, 2 hommes.

L. PAUTAUBERGE

205, boulevard Saint-Denis, Courbevoie.

MAISON FONDÉE EN 1882, PAR L. PAUTAUBERGE

Trois des produits exposés : la solution Pautauberge, le gaïacol phosphaté et les capsules Pautauberge sont des agents destinés au traitement des affections broncho-pulmonaires, de la tuberculose, du rachitisme et de la scrofule.

Les dragées Pautauberge représentent une potion calmante et expectorante.

La solution Pautauberge, créée en 1882, est la première spécialité où la créosote du hêtre ait été présentée sous la forme de solution complète selon les indications de Bouchard et Gimbert, et où elle ait été associée avec le chlorhydro-phosphate de chaux.

Les trois quarts de la production annuelle sont exportés en Amérique et dans divers pays d'Europe. L'usine est à Courbevoie où sont occupés 32 employés et ouvriers. Des laboratoires sont installés dans divers pays de l'étranger.

Médaille d'or, Bruxelles 1910; Diplôme d'honneur, Turin 1911.

PHARMACIE CENTRALE DE FRANCE (CHARLES BUCHET et Cie)

21, rue des Nonnains-d'Hyères, Paris

Produits exposés. — Produits pharmaceutiques et antiseptiques, pansements stérilisés, etc., de qualités irréprochables et d'aspect fort gracieux.

Docteur PINARD

Pharmacien à Angoulême

Produits exposés. — « Phosphate de chaux gélatineux colloïdal du Docteur PINARD » et « Phosphorsyl gélatineux colloïdal du Docteur PINARD ».

JEAN POUGNET

A Beaulieu (Corrèze)

Produits exposés. — Globulose Pougnet sous deux formes : cachets et élixir.

RICHELET

A Sedan

Exposait différents produits pharmaceutiques, notamment le dépuratif Richelet bien connu.

H. ROGIER

19, avenue de Villiers, Paris

Produits exposés. — Uraseptine Rogier, Baume Delacour, etc.

M. ROGIER était délégué du Comité français pour le représenter à l'inauguration de la Section française; il a rendu de précieux services pour l'organisation de la participation française.

Docteur ROUSSEL

35, rue de Constantinople, Paris

Produits exposés. — Hémostyl du Dr Roussel.

M. SESTIER

A Lyon

M. SESTIER exposait les produits pharmaceutiques spéciaux de la Société des Brevets *Lumière*.

PHARMACIE SWANN

12, rue de Castiglione, Paris

La Pharmacie Swann s'est toujours occupée d'une façon spéciale de la fabrication des sels de phosphore au minimum d'oxydation — les hypophosphites — dont les propriétés reconstituantes furent découvertes par le Dr Churchill en collaboration avec M. Swann.

Ces sels étaient vulgarisés sous forme de sirop, de pilules, de tablettes, mais depuis quelque temps, ils sont présentés aussi sous forme d'ampoules pour traitement sous-cutané, réalisant un progrès considérable dans l'art de guérir, non seulement par la supériorité de ces sels, mais par leur indolence complète; avantage considérable, les sels de chaux, de fer, etc., étant extrêmement douloureux en injection qui est cependant leur mode d'administration de choix.

Le laboratoire Swann seul a réussi à surmonter cet obstacle.

Principales préparations : Ampoules et sirops de Poliol du Dr Churchill (hypophosphite composé).

Ampoules et sirops Limol du Dr Churchill (hypophosphite de chaux).

Ampoules et sirops Irol du Dr Churchill (hypophosphite de fer).

Ampoules et sirop de Sorol du Dr Churchill (hypophosphite de soude).

Ampoules et sirops Magol du Dr Churchill (hypophosphite de manganèse).

Le laboratoire Swann comprend un directeur, pharmacien chimiste de 1re classe, un chef de laboratoire, 3 pharmaciens et une vingtaine d'employés.

BERTAUT BLANCART FRÈRES

64, rue de la Rochefoucauld, Paris

Produits exposés. — Différents produits pharmaceutiques spécialisés.

CHAMPIGNY et Cie

19, rue Jacob, Paris

Charbon de Belloc, Goudron Guyot, Dentol, Quinium Labarraque.

LEBAULT

5, rue Bourg-Labbé, Paris

Vin de Bugeaud.

LEPINOIS et Cie

5, rue de la Feuillade, Paris

Produits pharmaceutiques.

MARRAL FRÈRES

A Nancy

Santal Marral.

OLIVIÉRO

A Boulogne-sur-Seine

Sérum normal sanguin de cheval.

SABATIER

10, rue Pierre-Ducreux, Paris

Ouataplasme Langlebert.

TRONCIN LEROY

96, rue d'Amsterdam, Paris

Grains de santé du docteur Franck.

DEGLOS

131, rue de Vaugirard, Paris

Différents produits pharmaceutiques.

GROUPE VII

HYDROTHÉRAPIE

M. CORBEIL

2, rue Baudin, Paris

M. Corbeil était Vice-Président de la Section française.

SAILLARD

à Biarritz

Produits exposés. — Appareils d'hygiène.

GROUPE VIII

DROGUERIE

BANHENRY

20, rue du Château-d'Eau, Paris

Produits exposés : Cachou en boites.

COMPAGNIE FRANÇAISE DES PEROXYDES

60, rue Saint-Lazare, Paris

Objets de pansements à l'Ektogan.

A. FONTAINE

Rochefort-sur-Mer

Produits exposés : Différentes spécialités antiasthmatiques.

MACQUAIRE

Les Lilas

Produits pharmaceutiques de Defresne.

MARESSE

41, rue de la Tour-Maubourg

Produits vétérinaires.

MERLE

2, place Vendôme, Paris

Depuis vingt ans, l'Institut de Beauté créé à Paris, 26, place Vendôme, par M. et Mme MERLE a cherché à rénover l'art de la beauté.

Les succursales de l'Institut de Beauté se trouvent dans le monde entier, en France, en Allemagne, en Russie, en Italie, en Espagne, dans les Amériques, etc., et les plus hautes récompenses lui ont été décernées dans les expositions internationales de Paris, Londres, Bruxelles, Saint-Pétersbourg, etc.

REY

Aix-les-Bains

Produits exposés : Lotion Misalopécine et parfumerie diverse.

GROUPE IX

CONSTRUCTIONS HYGIÉNIQUES

GEORGES GUET

ARCHITECTE DU GOUVERNEMENT

5, place des Ternes, Paris

Produits exposés : Tableaux représentant des petites villas au bord de la mer, dans lesquelles l'hygiène tient une place considérable par la disposition des pièces, leur ensoleillement, leur large ventilation naturelle et artificielle, les cabinets de toilette avec eau chaude et eau froide, les water-closets à occlusion hydraulique siphonée, etc.

L'évacuation des matières usées a été particulièrement étudiée. Une fosse septique anaérobie, en cave, reçoit les chutes des water-closets; l'effluent passe sur des lits bactériens superposés dans une seconde fosse fortement ventilée de haut en bas par des prises d'air venant du toit; la prise inférieure qui doit tirer et faire passer la nappe d'air sur les lits a son tuyau couronné par un aspirateur énergique. Les eaux épurées et ammoniacales sont réunies à la partie inférieure où tombent également les eaux de toilette et de vaisselle qui sont diluées et dissoutes; ce mélange n'encrasse pour ainsi dire pas le puisard où est évacué l'effluent définitif. Ce puisard est étanche et le liquide qui y est recueilli sert à l'arrosage au moyen d'une pompe. L'eau étant assez rare au bord de la mer, la végétation se trouve fort bien de cet arrosage. Lorsqu'il y a trop-plein, le liquide qui n'est plus nocif passe dans un petit puisard voisin, absorbant.

Les fosses anaérobies et aérobies contiguës sont en ciment armé, les canalisations en grès cérame émaillé, tous les joints au ciment.

Les maisons sont construites en matériaux du pays : granit hourdé au mortier de chaux pour l'une, pans de bois pour l'autre avec remplissage en briques.

Les parquets sont en chêne dans les salons et salle à manger, en xylolithe (parquet sans joints, en pâte de bois lavable) pour le reste de la maison, sauf les cuisines qui sont carrelées en céramique sur ciment. La partie inférieure des murs se raccorde avec les sols (xylolithe ou carrelage) par une gorge qui facilite le nettoyage. Le raccord des murs avec les plafonds se fait à l'aide de gorges, à l'exclusion de toute moulure ou saillie, pour la même raison.

M. Guet présentait également un type de maisons supprimant toute humidité et construites en ciment armé, briques, parquets en pâte de bois, etc.

REY

ARCHITECTE DU GOUVERNEMENT

18, rue Caumartin, Paris

M. Rey, président du groupe IX, présentait une série de tableaux de maisons ouvrières hygiéniques et de constructions nouvelles.

JEAN VALTER

ARCHITECTE

35, rue Élisée-Reclus, Paris

Produits exposés : Tableaux et plans de constructions.

GROUPE X

PRODUITS EXPORTABLES AUX COLONIES

DERBECQ

74, boulevard Beaumarchais, Paris

Produits exposés : Produits pharmaceutiques exportables aux colonies.

M. ROBIN

13, rue de Poissy, Paris

Produits exposés : Différents produits pharmaceutiques, parmi lesquels le Peptonate de fer Robin, l'Iodone Robin, préparations mondialement réputées.

GROUPE XI

SAUVETAGE

KRESSER

11, rue Boissy-d'Anglas, Paris

Produits exposés : Modèle d'écharpe pour immobilisation du bras.

PERRIN

73 bis, rue d'Amsterdam, Paris

Ceinture de sauvetage.

Docteur RAOULT

7, rue Labruyère, Paris

APPAREILS POUR FRACTURES EN ALUMINIUM LAMINÉ

Ces appareils, destinés au traitement des fractures des membres, étant donnée la propriété spéciale de l'aluminium d'être perméable aux rayons X, permettent d'opérer la réduction des fractures sous le contrôle de la radioscopie. Au cours du traitement, ils rendent possible, sans déplacement de l'appareil, de vérifier sous les rayons X si les fragments se sont maintenus en bonne situation.

D'autre part, ils possèdent de gros avantages sur les appareils plâtrés, au point de vue de la légèreté, de l'asepsie et de la facilité de la pose, ce qui fait qu'ils sont tout particulièrement indiqués pour le traitement des fractures compliquées de plaies et le relèvement des blessés sur le champ de bataille.

GROUPE XII

CUEILLETTES

ARTUS FERNAND

FABRICANT D'HUILES ANIMALES, DE GÉLATINES ET D'ENGRAIS ORGANIQUES

Bureaux : *62, rue Tiquetonne*

Usines : *58, rue du Landy* (Saint-Denis)

26, 28 et 30, avenue du Pont-de-Flandre (Abattoirs de la Villette)

40, rue des Morillons (Abattoirs de Vaugirard).

L'Usine de Saint-Denis, qui occupe 5000 mètres de superficie, renferme un outillage très complet de lavage de laines, d'extraction et de décoloration des corps gras.

Il y est travaillé annuellement 2400000 têtes de moutons, desquelles on retire :

1° La laine (environ 100 tonnes), qui est lavée et traitée mécaniquement, prête à être livrée, soit au peignage, soit à la carde, suivant la saison ;

2° La peau, qui, après diverses préparations, est transformée en colle gélatine servant à l'apprêt des tissus et à la fabrication des paillettes (environ 1 200 tonnes);

3° L'ossature de la tête privée de la peau est cuite dans des appareils perfectionnés; on en retire le suif qui, après décoloration et épuration, est livré à la savonnerie (environ 250 tonnes);

Les os et la viande servant à la fabrication des engrais (environ 3 000 tonnes);

4° Les cornes sont utilisées par la tabletterie (environ 300 tonnes);

5° Estimant qu'aucune matière azotée ne doit être perdue, les eaux résiduaires de l'usine sont évaporées et fournissent encore un engrais titrant 12 p. 100 d'azote.

En 1876, l'exposant se rendait adjudicataire pour 12 années, moyennant une redevance annuelle de 125 075 francs payés à la Ville de Paris, de l'établissement qu'il occupe encore actuellement aux Abattoirs de la Villette, il y installait un matériel spécial pour l'extraction des huiles animales provenant des pieds de bœuf, de mouton et des intérieurs de bestiaux.

Dans cette usine sont traités les pieds de 2 400 000 moutons et de 80 000 bœufs.

Une partie de ces marchandises va à la consommation, comme comestible, l'autre partie est dirigée sur l'Usine de Saint-Denis pour y être traitée industriellement.

Les petites laines, et les poils après préparation, sont expédiés en Angleterre et en Amérique.

L'huile sert au graissage des machines de précision à grande vitesse.

La peau sert à la fabrication de la colle gélatine.

Les os sont vendus à la tabletterie et les onglons expédiés dans le Midi ou en Espagne pour la culture de la vigne et de l'oranger.

Cette industrie nécessite une force de 130 chevaux.

Le personnel des différentes usines est composé de 320 ouvriers et ouvrières, la main-d'œuvre payée annuellement s'élève à 400 000 francs environ.

Cette industrie a toujours subi une marche ascendante, ainsi que l'établissent les récompenses obtenues dans les expositions :

Paris 1878, Médaille de bronze; Anvers 1885, Médaille d'or; Barcelone 1888, Médaille d'or; Amsterdam 1895, Diplôme d'honneur; Paris 1889, Grand Prix (classe 44), Médaille d'or (classe 45); Lyon 1894, Grand Prix; Bruxelles 1897, Grand Prix; Liége 1905, Grand Prix;

Milan 1906, Grand Prix; Londres 1908, Grand Prix; Le Havre 1887, Membre du Jury; Bruxelles 1888, Membre du Jury; Anvers 1894, Membre du Jury; Bordeaux 1895, Membre du Jury; Rouen 1896, Membre du Jury; Paris 1900, Membre des Comités d'admission et d'installation, Membre du Jury, Secrétaire de la classe 41; Bruxelles 1910, Membre du Jury; Turin 1911, Membre du Jury.

BERGER

La Varenne-Saint-Hilaire (Seine)

M. Berger expose des capsules de pavot-œillette, de la jusquiame noire, de la belladone, des bourgeons de peuplier, etc., toutes matières premières qui lui servent, *à l'état frais* et récoltées judicieusement, à la préparation d'un baume spécifique des ulcères variqueux (l'Ulcérine Berger), employé dans les hôpitaux de Paris. Médaille d'or, Turin 1911.

BEYTOUT et CISTERE

4, Faubourg-Poissonnière, Paris

Produits exposés : Plantes médicinales.

Docteur BOUSQUET

140, Faubourg-Saint-Honoré, Paris

Les produits exposés par M. Bousquet appartenaient à diverses familles de plantes; au premier rang, le Pavot à opium, dont la culture a une si grande importance, puisque le suc qu'on en retire, l'opium, est la base de nombreuses préparations pharmaceutiques, et la source d'où l'on tire des alcaloïdes tels que la morphine, la codéine.

ÉTABLISSEMENTS BYLA

Gentilly

Cette maison présentait dans la Section cueillette, ses Energétènes végétaux, parmi lesquels nous noterons plus spécialement : Valériane, Marrons d'Inde et Muguet.

CH. COUTURIEUX

57, Avenue d'Antin, Paris

Produits exposés : Plantes cultivées médicinales.

DE CHAVANNES DE LA GIRAUDIÈRE

A Limours (Seine-et-Oise)

Produits exposés : Plantes pharmaceutiques.

DESCHIENS

7, rue Paul-Baudry, Paris

Plantes médicinales.

EMDEN

4, rue de Penthièvre, Paris

Houblons.

FAGARD

23, avenue La Motte-Picquet, Paris

M. Fagard présentait le Barège-Fagard, sulfureux, alcalin, sans odeur; et l'anti-asthmatique Bengalais.

FAMELARD

11, rue Ferdinand-Duval, Paris

Plantes, fleurs et racines.

FRANÇOIS et GRELLOU

77, rue Saint-Charles, Paris

La maison François et Grellou a été fondée en 1874. Elle se compose actuellement de 300 ouvriers caoutchoutiers, dont 60 s'occupent spécialement de la fabrication des objets en caoutchouc feuille anglaise destinés à la médecine, pharmacie et chirurgie, tels que coussins, matelas, bandes à pansement, gants, doigtiers, masques, alèzes, bandages, ceintures, etc. Ces divers articles ont concouru en même temps que tous les articles industriels de cette maison dans toutes les expositions où elle a figuré et où elle a obtenu Médailles d'or, Diplôme d'honneur et Grand Prix aux Expositions Internationales de Saint-Louis 1904, Milan 1906 et Londres 1908 et l'attribution Hors concours, Membre du Jury en 1900 à Paris, en 1905 à Liége, en 1911 à Turin.

GIRARD

20, rue Saint-Lazare, Paris

Produits exposés : Herbiers.

GUIBERT

62, rue des Petits-Champs, Paris

Plantes médicinales.

Ve JABLONSKI-CHAPIREAU

2, avenue du Bel-Air, Paris

Cachets azymes, cacheteurs, etc.

JAMOT

42, avenue Montaigne, Paris

Plantes médicinales.

JOSSET Frères

116, rue de la Boétie, Paris

Les produits exposés par MM. Josset frères étaient constitués en partie par les dérivés du pin maritime. L'écorce gemmée du pin maritime, dont ils montraient des échantillons choisis, possède des propriétés thérapeutiques supérieures aux produits qui en sont retirés industriellement, et qu'ils condensent par distillation en une eau concentrée connue sous le nom d'Hydro-Gemmine Lagasse.

Ils montraient en outre de beaux spécimens de Tilleul de la Meuse.

MM. Josset ont exposé depuis une quinzaine d'années, à Paris 1900, Saint-Louis, Liége, Milan, Sarragosse, Londres 1908, Turin 1911, Bruxelles 1910, où ils ont obtenu les récompenses suivantes :

Médailles de bronze, d'argent, d'or. Diplôme d'honneur. Grand Prix (Turin 1911).

JULIEN Jeune

55, rue des Vinaigriers, Paris

Plantes médicinales.

LAPEYRE

A la Capelle Saint-Martin, Paris

M. Lapeyre montrait des herbiers renfermant tout particulièrement des plantes cultivées médicinales, toutes en bon état de préparation. C'est là une excellente forme démonstrative pour l'enseignement, car les plantes mises dans le commerce subissent du fait des manipulations des dommages qui rendent difficile l'étude de leurs caractères.

M. Lapeyre était délégué du Comité de la Section Française, auquel il a prêté son concours le plus dévoué.

LHOMME

3, rue Corneille, Paris

Produits exposés : Planches en couleurs et originaux de champignons, fleurs, conifères, etc.

MARIUS et LÉVY

123, Faubourg-Poissonnière, Paris

Caoutchoucs du Brésil.

MÉNARD FRÈRES

A Thouars (Deux-Sèvres)

Produits vétérinaires.

MIDY

9, rue du Commandant-Rivière, Paris

Titulaires des plus hautes récompenses, MM. Midy continuent la tradition reçue de leurs ancêtres, car, sans interruption, on retrouve pendant plus de deux siècles ces derniers pharmaciens, ou « maistres apothicaires ». En limitant leurs recherches, ils tendent, par une vigoureuse sélection des matières premières, à obtenir des préparations de première qualité, et le renom universel de leur marque est la meilleure récompense qu'ils puissent désirer.

Les plantes médicinales utilisées par cette Maison sont toutefois en nombre assez élevé, d'origine exotique ou bien tirées de la flore indigène.

L'essence de Wintergreen Midy est retirée de l'écorce de « Betula Lenta »; de très beaux échantillons en avaient été exposés.

A côté du « Cascara Sagrada », de très belles noix de Kola et de nombreux autres végétaux parmi lesquels il y a lieu de citer le « Geranium Robertianum », de notre flore, et le « Sizygium Jambolanum », des régions tropicales, tous deux base de la préparation des « Pilules antidiabétiques Midy ».

MM. Midy exposaient également les pilules de Cascara, les pastilles de Cocaïne, la Piperazine granulée effervescente, le Fermenlactyl, les Suppositoires et Pommade adréno-styptiques, les capsules de Colchisal, le Bétulol, etc.

OSSIAN

Aux Moulins de Gibaudet (Seine-et-Oise)

Produits exposés : Gluten et produits dérivés.

RICARDOU

Pharmacien à Cannes

Plantes aromatiques.

ROCHER

9, rue de Grenelle, Paris

Élixir anti-glaireux du Dr Guillié, etc.

SOCIÉTÉ DES SAVONS NEUTRES

Route de Flandre à Pantin

Savons, huiles, corps gras, etc.

SOCIÉTÉ SCIENTIFIQUE DES PHARMACIENS DU SUD-EST

A Montpellier

Cette Société, fondée il y a treize ans sous le patronage des pharmaciens et des professeurs de l'Université de Montpellier, possède un laboratoire où sont utilisées les plantes qui faisaient l'objet de son exposition : Chiretta, Evonymus, Podophyllum, Houblon, Squine, Bouleau blanc, etc.

Société LE RIVALIN

Cette maison a été fondée en 1905 par M. Rivalin, fabricant de couleurs, 3, rue du Marché-Saint-Honoré, transformée en société Plessis et Cº le 1er juillet 1910 au capital de 60 000 francs, transformée à nouveau le 3 août 1911 en Société anonyme française « Le Rivalin » au capital de 700 000 francs.

Elle fabrique des peintures laquées, des enduits sous-marins et du blanc de zinc. La production de l'usine est par mois de 40 tonnes de blanc de zinc et de 15 tonnes de peinture.

La Maison n'emploie pour ses peintures que des matières absolument pures, tous ses produits sont garantis sur certificats d'origine exempts de plomb et à base de matières premières saines à l'emploi.

Un des buts principaux de la Société est surtout de rendre la peinture laquée, reconnue d'utilité publique par l'hygiène, à la portée de tous par des prix raisonnables, sans que sa qualité en souffre; qu'elle ne soit plus considérée comme une peinture de luxe, mais comme une peinture hygiénique d'un prix abordable pour toutes les bourses.

Son personnel est composé de :

Ouvriers à l'usine, 18; femmes, 8; employés au bureau, 5; voyageurs, 4.

Elle compte 1450 clients en France et possède des succursales à Lyon, Marseille, Angers.

Exportation principalement dans l'Amérique du Sud et dans le Nord Africain.

Récompenses déjà obtenues : Médaille d'or à Paris, 1907, 1908; Médaille d'argent, Exposition universelle de Bruxelles 1910; Médaille d'or, Exposition universelle de Turin 1911.

ALFRED TRAUM

à Aix-les-Bains

M. Traum a fondé sa maison en 1872. Comme Parfumeur, il a créé la Parfumerie aux Cyclamens des Alpes.

Fournisseur breveté de S. M. la Reine d'Angleterre, de S. M. le Roi de Grèce, de S. M. le Roi de Bulgarie, Officier d'Académie, Officier du Mérite Agricole, Officier du Nicham Iftikar, Médaille d'Or de l'Encouragement au Bien, Chevalier de l'Ordre de Bulgarie, Médaille d'Or du Bien Public, M. Traum a obtenu 25 Médailles d'or aux différentes expositions où il a pris part.

L.-G. TORAUDE

Pharmacien à Asnières

M. Toraude exposait un produit dénommé *La Métricine*, granulé stérilisé contenant de l'oxygène et de l'acide carbonique qui se dégagent au contact de l'eau. Produit à base de tanin et de borate de soude. Action bactéricide des plus intéressantes, surtout si l'on considère que le produit n'est pas toxique. Résultats remarquables en gynécologie.

TRICOCHE

62, avenue de la République, à Aubervilliers

Produits exposés : Corps gras divers.

VINCENT et Cie

9, boulevard de Denain, Paris

Engrais, Os, Albumine pour impression.

GROUPE XIII

MATÉRIEL SANITAIRE

DELPORTE

Rosny-sous-Bois

Produits exposés : Appareil pour la fabrication de l'Eau de Seltz et Limonade.

ÉTABLISSEMENTS GONIN et Fils

60, rue Saussure, Paris

Les Établissements Gonin fabriquent et vendent aux grandes administrations de l'État, aux droguistes et pharmaciens, ainsi qu'au public, divers appareils et produits pour la désinfection en surface, en profondeur et par trempages ou lavages.

Au premier rang est le *Fumigator*.

L'usine de Levallois-Perret comporte un personnel de quinze hommes et deux femmes et fabrique annuellement cinq cent mille fumigators.

Le fumigator est une cartouche autoproductrice d'aldéhyde formique, qui met entre les mains de tout le monde, et transportable dans la poche, le moyen le plus commode, le plus efficace et le plus discret d'assurer une désinfection rapide et complète des locaux soumis à son action. Le fumigator comporte à la fois l'appareil et l'antiseptique.

L'armée consomme à elle seule environ 60 000 fumigators par an.

Des fumigators ont été exposés à Rome.

Cette maison exposait aussi son dernier modèle d'étuve, le modèle N° 11 qui fait l'objet de l'extrait N° 2 du catalogue 1912.

Cette étuve en forme d'armoire est chauffée à l'électricité. Elle a été construite pour le Ministère de la Marine qui en a doté ses nouveaux cuirassés Jean-Bart et Courbet.

C'est la première étuve à désinfecter chauffée par l'électricité qui ait été construite. Le maniement en est d'une extrême simplicité et les caractéristiques en sont très intéressantes.

C'est la maison de Paris qui a fait l'étude de tous ces appareils. C'est également à Paris que se fait le conditionnement des fumigators et c'est encore de Paris que partent toutes les expéditions en ville, en province ou à l'étranger.

L'usine de Levallois couvre 700 mètres carrés de terrain. Elle dispose de deux forces motrices : la vapeur et l'électricité.

L'usine de Paris couvre 400 mètres carrés et dispose de la force motrice par le gaz pauvre. Le bâtiment en façade sur la rue comprend trois étages de magasins pour la vente, la manutention et les réserves. La maison de Paris emploie dix femmes et huit hommes.

SOCIÉTÉ ANONYME « LE PRESERVATOR »

39, rue de Châteaudun, Paris

Cette Société exposait un couvre-siège sanitaire, dont il serait utile de voir pourvus tous les water-closets, surtout ceux des hôtels, restaurants, etc., et l'hygiène générale n'aurait qu'à y gagner.

LABORATOIRE TEMPLIER

6, rue Paul-Louis-Courrier, Paris

Les produits du laboratoire TEMPLIER exposés à Rome, sont les suivants :

Ampoules aseptiques pour la médication hypodermique ;

Nécessaire spécial pour la rachicocaïnisation ;

Trousse hypodermique de poche ;

Chloroforme — Chlorure de méthyle — Bromure d'éthyle — Éther purifiés par le froid d'après les procédés de M. le professeur Raoul PICTET.

Appareil du Dr MILLET pour la désinfection des locaux.

C'est en 1902 que fut créé, 14, rue de Wattignies, à Paris, le laboratoire Templier, par Vincent TEMPLIER, pharmacien. Cette installation n'avait été fondée qu'avec l'intention de mettre à la disposition du Corps médical de la région Est de Paris toutes les solutions médicamenteuses pour l'hypodermie, ainsi que les pansements aseptiques pour la chirurgie, que les médecins et les malades de cette région, étaient obligés d'aller chercher dans des laboratoires spéciaux, situés dans la région Ouest, et par conséquent très éloignés.

Le Corps médical fit bien vite bon accueil aux préparations sortant du laboratoire Templier. Les médecins de la banlieue Est de Paris ne tardèrent pas à imiter leurs confrères du XIIe arrondissement, de sorte qu'après quelques années, la vente, dans cette région, des produits du laboratoire Templier était devenue très active. Encouragé par ce succès, M. Templier fit connaître ses produits aux médecins et chirurgiens des autres arrondissements de Paris, puis à ceux de la province, et enfin obtint l'autorisation de leur vente en Russie, après avis favorable du Conseil médical de l'Empire.

GROUPE XIV

CAMPEMENT ET BOITES DE SECOURS

Docteur BARBELLION

52, rue Taitbout, Paris

Le Dr Barbellion exposait à Rome l'urétroscope à vision directe, *en ébonite*, ne réfléchissant pas la lumière comme les instruments métalliques. Il a les avantages suivants :

a) Il localise l'éclairage à l'extrémité du tube.

b) Il renforce l'intensité lumineuse.

c) Il évite à l'opérateur d'être ébloui par la lumière réfléchie et permet une vision plus nette.

L'urétroscope *fenêtré* présente une petite fenêtre latérale qui permet d'immobiliser les glandes urétrales enflammées et enkystées qui font ainsi une saillie dans la lumière de l'instrument. On peut alors les inciser largement et il est impossible de faire une incision trop profonde.

Docteur DHOTEL

44, rue Saint-Antoine, Paris

M. le Dr Dhotel présentait à Rome différents articles de chirurgie, notamment une trousse chirurgicale de volume réduit ; un fixe-tampons pour badigeonnage ; un nécessaire de poche pour injection de sérum artificiel ; une trousse médicale ; une boîte d'ampoules directement injectables. Tous appareils de l'invention du Dr Dhotel.

Docteur MOUGIN

25, boulevard Beaumarchais, Paris

Produits exposés : Boîtes de secours très intéressantes. M. le Dr Mougin est l'auteur d'une brochure qui renferme des aperçus fort originaux qu'il a intitulée : *Des empoisonnements par erreurs.*

PORGÉS

12, boulevard Magenta, Paris

Instruments de chirurgie.

Maison LOUIS VUITTON

1, rue Scribe, Paris

La maison Louis VUITTON peut servir d'exemple à ceux de nos compatriotes qui hésitent à rechercher des débouchés à l'étranger, et si nous nous permettons d'insister sur ce cas, c'est qu'il est bien particulier, car pour l'exportation de l'article de voyage de luxe, la maison Louis VUITTON est encore seule; cela tient aux frais de transport, très élevés pour des malles vides, — puisqu'ici c'est le cubage qu'il faut prendre comme base, — auxquels viennent s'ajouter des droits de douane généralement prohibitifs.

Louis VUITTON créa sa maison en 1854, au numéro 4 de la rue Neuve-des-Capucines, et, après être passé au 3 de la même rue en 1867, s'installa rue Scribe en 1871. Son fils Georges lui succéda en 1880, et en 1855 ouvrit un magasin à Londres. Voici donc vingt-sept ans que l'article de voyage français, fabriqué dans les usines d'Asnières, a droit de cité en Angleterre, pays si réputé pour ses malles et ses sacs.

L'Angleterre ne suffit pas à l'ambition de notre compatriote, et après la succursale de Londres, c'est aux États-Unis d'Amérique qu'il porta son activité : New-York, Philadelphie, Boston, Chicago, San-Francisco ont des agences de VUITTON ; puis, ce fut Buenos-Ayres et Montréal. En Europe, c'est à Bruxelles que nous le retrouvons. Pour la France, VUITTON a ouvert une succursale à Nice et une à Lille.

Il n'est pas jusqu'à Bangkock, où des essais d'exportation des malles Vuitton ne rencontrent un bon accueil, et nous sommes informés qu'incessamment Tanger et Casablanca auront également des agences de Vuitton.

L'usine d'Asnières, largement ouverte à tous les visiteurs, montre avec quel soin tout y est étudié, et après quelques instants passés dans ces ateliers, le visiteur comprend et approuve le renom qu'a su conquérir la malle Vuitton.

Toutes les expositions ont consacré par des grands prix le mérite des articles sortant d'Asnières.

A l'Exposition de l'Hygiène sociale de Rome, la maison VUITTON nous a montré une pharmacie de campagne construite pour la Croix-

Rouge française, avec le concours de la pharmacie LECLERC. L'union de ces deux maisons ne pouvait que produire une boite de secours vraiment utile.

Nous croyons ne pouvoir terminer sans noter que M. VUITTON, président de la Chambre syndicale des articles de voyage depuis 1901, a eu l'avantage de grouper les principaux fabricants et de solutionner équitablement plusieurs grèves. Il a de plus créé pour son personnel une Caisse de secours et de retraite.

GROUPE XV

PHOTOGRAPHIE

BARCOUDA

12, rue du Petit-Change, à Chartres

Produits exposés : Photographies diverses.

GROUPE XVI

INSTRUMENTS DE PRÉCISION

G. BOULITTE

7, rue Linné, Paris

La maison a été fondée par M. Ch. VERDIN en 1873. En 1907, M. BOULITTE lui a succédé.

La maison fabrique des instruments de précision pour les sciences : enregistreurs, tambours inscripteurs, sphygmographes, cardiographes, électro-diapasons, chronographes, etc.

Tous les appareils exposés à Rome, fabriqués 8, rue Linné, ont été inventés en France.

PILLISCHER

7, rue Linné, Paris

Thermomètres médicaux.

GROUPE XVII

ORTHOPÉDIE

LEYET

Orthopédiste à Angers

Les appareils que fabrique M. LEYET sont employés presque exclusivement au traitement des affections osseuses d'origine tuberculeuse et les plus usités sont les suivants :

1° Corset ou Minerve pour mal de Pott, cervical, dorsal ou lombaire.

2° Appareil pour la coxalgie, comprenant une partie du bassin et la jambe malade.

3° La grande genouillère pour arthrite ou tumeur blanche du genou.

Ce sont des appareils de convalescence et ils ne sont appliqués que lorsque le malade a suivi un traitement et se trouve en bonne voie de guérison.

Les avantages de ces appareils sont maintenant admis par une grande partie du corps médical. A noter leur légèreté qu'on retrouve si difficilement dans les modèles en cuir ou en feutre proplastique; leur propreté, car le celluloïd, à l'usage, devient de plus en plus brillant; leur élégance même, car, par leur couleur, ils rappellent le linge.

PRIN

A Berck-Plage

M. PRIN exposait, outre différents appareils orthopédiques, un modèle de voiture pour le transport des blessés qui a retenu l'attention des congressistes.

Maison G. et H. WICKHAM

FABRICANT D'APPAREILS DE L'ART MÉDICAL

15, rue de la Banque, Paris

Chef de la Maison au titre d'associé depuis 1881 jusqu'en 1900, M. WICKHAM est seul gérant depuis cette date.

La Maison a obtenu des récompenses à toutes les Expositions Universelles depuis sa fondation par J. J. WICKHAM, en 1814; notamment : Paris 1855 bronze; Londres 1862 bronze; Paris 1867 argent; Paris 1878 argent 1re classe; Amsterdam 1884 or; Anvers 1885. Délégué des Exposants; Membre des Comités, Membre du Jury, Hors concours, Barcelone 1888; Membre du Jury, Paris 1889; Hors Concours, Moscou 1891; Diplômes commémoratifs : Anvers 1894, Bruxelles 1897; Membre des Comités, Paris 1900; Médaille d'or (Médecine-Chirurgie), Paris 1900; Vice-Président des Comités, Médaille d'or, Saint-Louis 1904; Secrétaire général des Classes 15, 16 (Instruments de précision et de médecine, Chirurgie), Liége 1905; Vice-Président-Rapporteur du Jury des Classes 15, 16; Membre du Jury du Groupe III, Liége 1905; Membre du Jury, Marseille 1906; Vice-président des Comités et membre du Jury, Londres 1908; Diplôme d'honneur, Saragosse 1908; Vice-président du Comité de l'Hygiène, Buenos-Ayres 1910; Diplôme d'honneur Buenos-Ayres; Membre des Comités Médecine-Chirurgie, Bruxelles 1910; Médaille d'argent, classe 102 (participation aux bénéfices); Grand Prix Bruxelles 1910, classe 16 (Médecine-Chirurgie); Vice-président, Turin 1911; Grand Prix et Médaille d'argent, Turin 1911; Président du Groupe, Rome 1912.

GROUPE XVII

ODONTOLOGIE

DELAIR

37, boulevard Malesherbes, Paris

Produits exposés : Appareils de prothèse chirurgicale.

ÉCOLE DENTAIRE

25, rue de la Tour-d'Auvergne, Paris

Tableaux de l'École.

MIÉGEVILLE

4, rue Ordener, Paris

Produits exposés : Nouveau masque pour l'anesthésie générale de courte durée au chlorure d'éthyle et autres composés éthylés.

Ce masque, qui a fait l'objet de communications à la *Société d'Odontologie* et au *Cercle Odontologique*, est un appareil tout en métal nickelé muni d'une vessie; le masque simple est composé de quatre parties distinctes :

Le *masque* proprement dit : avec bourrelet pneumatique;

Le tube porte-soupape d'expiration;

Le corps de l'appareil formé d'un gros tube vertical fermé à la partie inférieure et divisé en deux jusqu'à un centimètre environ de sa base par une cloison qui oblige l'air contenu dans la vessie à venir passer à la surface du chlorure d'éthyle liquide, contenu au fond du tube central pour s'en saturer. Ce masque est un appareil à évaporation lente, parce que le chlorure d'éthyle au sortir de l'ampoule reste en partie à l'état liquide, grâce à l'abaissement de température produit, et se volatilise lentement, empêchant ainsi la sidération du patient.

Le corps de l'appareil est encore muni à la partie supérieure d'un capuchon démontable supportant les deux tubes brise-ampoules surmontés de pistons. A la partie antérieure se trouve un tube horizontal qui permet l'ajustage du masque ou du tube porte-soupape sur le corps de l'appareil.

ROUSSEL

101, Champs-Élysées, Paris

Modèles d'art dentaire en bois.

LA FABRIQUE INTERNATIONALE D'OBJETS DE PANSEMENT DE MONTPELLIER

DIRECTEUR-CONSEIL : **M. A. ASTRUC**, DOCTEUR ÈS SCIENCES,
DOCTEUR EN PHARMACIE
PROFESSEUR-ADJOINT A L'ÉCOLE SUPÉRIEURE DE PHARMACIE

Dans une vitrine placée dans la section des produits chimiques et pharmaceutiques, nous remarquons une collection de paquets et de boîtes de pansements exposés par la Fabrique Internationale d'Objets de Pansements de Montpellier.

La présentation de ces divers objets a semblé nouvelle : on voit, dès le premier aspect, que des progrès sérieux ont été réalisés sous la direction du professeur Astruc, dans cette branche accessoire de la médecine et de la chirurgie, où la vie des malades et des opérés est sans cesse en jeu.

GROUPE XX

AMEUBLEMENTS HYGIÉNIQUES

Les établissements E. Huyge dit Ponthieu, 11 *bis*, rue de la Bourse, à Lille, exposent un lit en tubes carrés de cuivre avec sommier métallique destiné aux établissements hospitaliers et thermaux pour chambre de luxe. Depuis quelques années, les constructeurs, et spécialement notre exposant, recherchent le moyen de faire participer le lit et les meubles de chambres aux progrès réalisés dans la construction, l'aération, la peinture des grands hôpitaux. En ce sens, les articles exposés mettent en lumière le résultat de ces efforts. Le lit en cuivre, en effet, possède les qualités hygiéniques requises, puisqu'il est sans aspérité aucune, et toutes poussières glissent sur son contour. Grâce au sommier métallique également, plus de germes nocifs autrefois contenus dans les literies garnies de tissu et d'étoupe. L'air circule constamment sous les matelas et le nettoyage journalier se fait aisément.

L'exposant construit dans ses usines tout le matériel dont nous nous occupons. A Loos et à Haubourdin (Nord), à Lille, les établissements Huyge dit Ponthieu occupent en service normal 230 ouvriers répartis dans les différents ateliers de montage, de forges, de fonderie et de scierie. Leur production annuelle est d'environ 50 000 lits et sommiers, et ils ont à leur actif les plus hautes références pour la fourniture des établissements hospitaliers. Leur dépôt de Bordeaux est spécialement affecté aux affaires de l'exportation qu'ils font surtout en Algérie, Tunisie et Maroc. Les récentes expositions internationales de Turin et de Roubaix en 1912 ont valu à cette firme deux médailles d'or et un diplôme d'honneur dans les sections similaires.

GROUPE XXI

DIÉTÉTIQUE

Dans ce groupe, les exposants présentaient surtout des ouvrages. Nous citerons la belle collaboration de M. le Dr PERRIER, qui dirige les *Annales de médecine et de chirurgie infantile.*

GROUPE XXII

OPHTALMOLOGIE

M. le Dr Perrier, 48, rue Pierre-Charron, à Paris, qui présidait ce groupe, a réuni un grand nombre d'exposants. Nous citerons : MM. les Drs Binet, Cantonnet, Cauvin, Cerise, Chambray, Chenet, Coulomb, Coutela, Delage, Desvaux, Drouin, Hillian, Monthus, Vinsonneau, etc.

GROUPE XXIII

RADIOLOGIE, PHYSIOTHÉRAPIE, LABORATOIRE

M. le Dr Gastau, qui présidait ce groupe, avait su réunir une fort belle exposition de photographies qui ont vivement intéressé les membres du Congrès et les visiteurs de l'Exposition. Prenaient part à ce groupe MM. les Drs Gastau, Keating-Hart, Vignat, Wirkham, etc.

GROUPE XXIV

ASSISTANCE, ÉCONOMIE SOCIALE BIBLIOTHÈQUE ET PRESSE SCIENTIFIQUE

COMPAGNIE FRANÇAISE D'ASSAINISSEMENT

M. le Docteur W. BAS, Président

8, rue Margueritte, Paris

La Compagnie française d'assainissement a pour objet la construction, la fabrication, l'exploitation et la mise en vente d'appareils et de produits spéciaux concernant l'hygiène sous toutes ses formes.

Pour se faire une idée exacte de la valeur des procédés de la Société, et partant de la qualité des produits nouveaux qu'elle met sur le marché, il convient de les examiner succinctement.

Les désinfectants, les antiseptiques les plus énergiques, parmi tous ceux que nous connaissons actuellement, sont indiscutablement le peroxyde d'hydrogène qui constitue l'eau oxygénée, et l'aldéhyde formique ou formol.

Mais, soit pour être employés dans la pratique médicale, soit pour être vulgarisés afin de rendre dans le courant de la vie journalière tous les services qu'on est en droit d'attendre d'eux, ces produits doivent atteindre un degré extrême de pureté.

D'autre part, ce sont des produits instables, gazeux, qui se décomposent facilement.

Il s'agissait donc de trouver des produits :

1° D'une pureté leur assurant une innocuité parfaite ;

2° D'un dosage constant permettant de les laisser entre toutes les mains, prêts pour tous les usages afin d'en tirer le plus grand parti possible ;

3° D'une stabilité telle que la conservation de leurs propriétés fût assurée même en boîtes ou flacons entamés.

Enfin, pour éviter les substitutions et les imitations qui se dressent toujours en parasites, il fallait les doter d'un nom garantissant toutes leurs qualités.

Telle est la genèse des produits de la Compagnie Française d'Assainissement.

Les préparations de la Compagnie Française d'Assainissement sont microbicides et désodorisantes.

Elles peuvent être divisées en deux parties : La série A comprend celles qui touchent au corps humain :

Plaques intensives formogènes « Guasco », à l'aldéhyde formique pure pour l'hygiène des inhumations et la conservation des corps après décès (utilisées lors du naufrage du *Général Chanzy*).

La série B, celles qui visent la désinfection des objets, l'assainissement des locaux et la désodorisation de l'air, par Gazogènes Formiques pour la désinfection des water-closets, et le trioxydol solide et aérophore.

Le Trioxydol dégageant d'une façon lente et continue de l'aldéhyde formique est particulièrement utilisé pour l'assainissement et la désodorisation des appartements et de tous les locaux habités.

Enfin les appareils Formolea pour la désinfection des locaux, en cas de maladies contagieuses.

Ces préparations sont autorisées par décision ministérielle après approbation du Comité supérieur d'hygiène publique de France.

MAISON DE SANTÉ (air chaud)

6, rue de Turin, Paris

Il s'agit d'une *maison médico-chirurgicale.* — Au point de vue chirurgical, deux très belles salles d'opérations et vingt-cinq chambres admirablement organisées sont à la disposition des chirurgiens et de leurs malades. Les infirmières, diplômées et sélectionnées, sont au nombre de quinze ; elles constituent un personnel de toute confiance.

La maison est également médicale par le traitement aérothermothérapique que dirige le Dr VIGNAT. Les malades peuvent être traités dans trois conditions différentes, suivant les cas :

1° Application d'air chaud en consultation dans des salles spécialement organisées à la maison ;

2° A domicile ;

3° Traitement chez les malades à demeure dans la maison.

Les *appareils* employés sont les plus perfectionnés qui existent actuellement. Ils ont été construits par la maison Gaiffe sur les indications de M. Deperdussin et du Dr VIGNAT. On en connaît la description d'après les opuscules qui ont été envoyés à l'Exposition de Rome.

Deux modes d'emploi de ces appareils sont possibles :

1° Douches hyperhémiantes à 45°.

2° Cautérisation à 750°.

L'une et l'autre de ces deux méthodes sont utilisables selon les cas. Quelquefois, il faut les combiner et les effets de l'une sont complétés par l'action de l'autre. Exemple : gangrènes, ulcérations phagédéniques, ulcères, etc.

Depuis quatre ans que le Dr VIGNAT s'occupe d'aérothermothérapie, un grand nombre de malades atteints de nombreuses affections ont passé par ses mains et les résultats obtenus ont été absolument remarquables. Il en est qui sont particulièrement appréciables parce qu'ils peuvent être consignés sur photographies : de nombreux spécimens figuraient à l'Exposition.

Le Groupe XXIV, présidé par M. le Dr GUILLET, avait réuni une quarantaine de participants qui exposaient des volumes du plus haut intérêt pour le corps savant.

CONCLUSIONS

Nous avons exposé dans ce travail les résultats de l'effort du Comité d'organisation de la Section française industrielle à l'Exposition de Rome.

La lecture de ce rapport montre que la participation française à cette Exposition donna une incontestable preuve, ainsi que nous l'avons dit plus haut, de notre activité scientifique, industrielle et commerciale.

La France, nous le répétons, occupait à Rome à elle seule une surface supérieure à celle de toutes les puissances étrangères réunies, l'Italie exceptée, bien entendu. C'est la meilleure preuve que nos industriels français avaient su se rendre compte de l'intérêt qu'il y avait pour eux à venir dans la capitale italienne; ils ont répondu à l'appel du Comité Français des Expositions à l'étranger avec un empressement dont ils doivent être remerciés, et nous espérons que leur bonne volonté sera récompensée par l'extension de leurs relations commerciales.

La France tint fièrement sa place à l'Exposition d'hygiène de Rome. Son œuvre y fut digne de son renom et de sa notoriété. De telles manifestations ne peuvent qu'unir plus étroitement, s'il est possible, deux grandes nations faites pour se comprendre, pour s'aimer, deux grandes nations que tout, liens de race, liens de sang, liens d'éducation et de sentiment, porte, comme nous le disions, à l'affection, à une véritable fraternité.

Heureux si nous avons pu coopérer à ce double but : favoriser les intérêts des deux nations, cimenter plus solidement, dans notre faible mesure, l'édifice de leur amitié!

P. Delaunay

Imprimerie de la Cour d'appel, L. Maretheux, directeur, 1, rue Cassette, Paris.

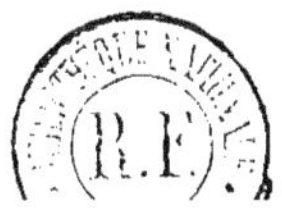

www.ingramcontent.com/pod-product-compliance
Ingram Content Group UK Ltd.
Pitfield, Milton Keynes, MK11 3LW, UK
UKHW012055240726
13965UKWH00004B/1304